GRAN GUÍA DE LA Salud

LAS 1000 PREGUNTAS DE *Saber* **VIVIR**

II

GRAN GUÍA DE LA Salud

Director
Manuel Torreiglesias

Dra. Elena Lence
Dr. Luis Gutiérrez
Teresa Migoya

Diseño de cubierta: Agustín Escudero
Ilustraciones: Antonio Aragüez
Fotografía de cubierta: Nines Mínguez

Primera edición: octubre de 2003

ISBN: 84-03-09375-6
Depósito legal: M-18.035-2003
Impreso en España por Unigraf, S. L. (Móstoles, Madrid)
Printed in Spain

TOMO II

C

Corazón

Uno de los órganos imprescindibles para la vida es el corazón. Sus paredes constituidas predominantemente por músculo son las encargadas de bombear de manera continuada la sangre que después se distribuirá por todo el cuerpo. En este apartado se reúnen preguntas sobre el corazón y las patologías relacionadas directamente con él.

GENERALIDADES

Presión y pinchazos en el corazón

Mi padre nunca ha sufrido ningún problema de corazón pero desde hace una temporada no puede respirar profundamente porque dice que nota presión y pinchazos. ¿A qué puede ser debido?

Los dolores y la opresión en la región que los médicos denominamos precordial se deben a varias circunstancias y muchas de ellas no tienen nada que ver con problemas del corazón. Problemas musculares, óseos, pulmonares, de aparato digestivo, neurológicos o incluso de tipo psíquico dan lugar a molestias en el pecho.

Debéis acudir a la consulta de vuestro médico de familia; él, después de realizar la historia clínica y las pruebas complementarias que crea oportunas, dejará el caso en manos del especialista más indicado.

Por el momento no hay motivo de preocupación, pero tenéis que resolver el problema sin demora.

Relación entre colesterol, tensión y la vida del corazón

Tengo la tensión arterial y el colesterol altos. Nunca me había preocupado hasta que empecé a ver su programa. ¿Pueden estos factores afectar a mi corazón?

Dos de los factores de riesgo que más pueden dañar tu corazón son sin duda la hipertensión y la hipercolesterolemia, problemas que por otra parte puedes combatir cambiando hábitos de tu vida cotidiana. Una alimentación pobre en sal y en grasas saturadas constituye la base de una dieta que va a cuidar tu corazón.

La consulta con el cardiólogo es obligada para comprobar el estado en que se encuentra tu corazón actualmente; una placa de tórax, un electrocardiograma, una prueba de esfuerzo y una analítica serán los primeros exámenes a que te van a someter, y a partir de ahí se te indicará el tratamiento adecuado para controlar tu tensión y tus niveles de colesterol.

Si padeces de obesidad, obviamente te tendrás que poner a régimen y realizar ejercicios, como caminar una hora diaria a ritmo rápido, para rebajar esos kilos de más y así mejorar la tensión y el colesterol.

La prevención, aunque siempre te hayas encontrado bien, es la mejor manera de asegurarte una salud cardiaca. Esperamos seguir contando contigo como amiga del programa.

Alcohol, bebidas de cola, tabaco y corazón

Mi hijo de 37 años bebe bastante alcohol, lo mezcla con bebidas de cola y además fuma. Se ríe de mí porque le digo que está dándole mala vida a su salud. ¿El alcohol, las bebidas con cola y el tabaco son malos para el corazón?

Lo primero de todo, felicitarte por la preocupación que demuestras hacia la salud de los miembros de tu familia. Ése es el camino para estar saludables.

Tu hijo, y te lo decimos con todo el cariño, está jugando con fuego. Por sí solo, el tabaco daña seriamente todas las arterias de su organismo y, por descontado, las del corazón, pues favorece la formación de placas de ateroma, responsables de la aparición del infarto agudo de miocardio.

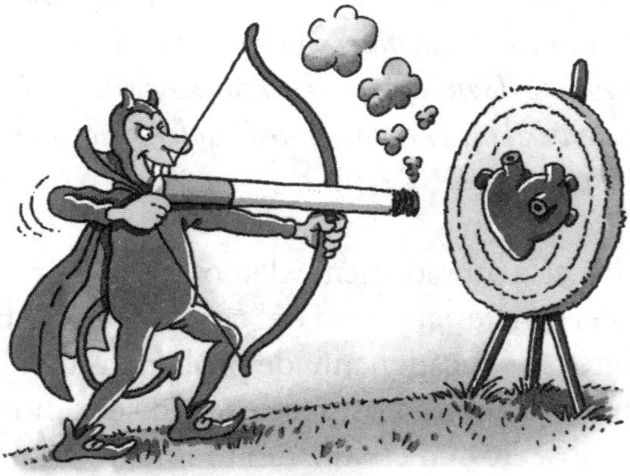

Al alcohol hay que tenerle respeto porque una ingesta superior a dos vasos de vino y dependiendo de la sensibilidad al alcohol de cada persona, puede ser muy perjudicial no sólo para el corazón, sino también para el resto de su organismo —daña seriamente el hígado y el páncreas—.

Respecto a las bebidas de cola, las sustancias de que se componen producen una elevación de las cifras tensionales, por lo que no es recomendable tomar más de un vaso al día. Te revelamos un dato: las personas que abusan de las bebidas de cola pueden tener serios problemas de descalcificación, e incluso llegar a padecer osteoporosis.

Habla con tu hijo y utiliza los mismos argumentos que nosotros te hemos proporcionado para convencerle de que tiene que llevar una vida más saludable.

Disgustos para el corazón. Dolor de corazón

Llevo una temporada muy disgustada, la verdad es que no gano para problemas y me encuentro bastante triste. Los disgustos y demás, ¿pueden afectar el buen funcionamiento de mi corazón? El corazón me duele, y me duele de verdad, lo noto. ¿Puede doler físicamente por estas causas?

Hoy día está sobradamente demostrado que el estrés altera el funcionamiento del corazón y constituye un factor desencadenante de problemas cardiacos. Cuando nos ponemos nerviosos, discutimos, nos alteramos, etc., en ese mismo momento se eleva la tensión arterial y además, en las siguientes horas, se mantiene más alta de lo habitual, con el consiguiente perjuicio para nuestro organismo.

Una crisis de ansiedad, un estado depresivo o un mal día pueden producir dolor en la zona del pecho y hacernos pensar que estamos sufriendo un infarto agudo de miocardio, cuando la realidad es otra: ha sido una excitación del sistema nervioso que provoca ese dolor localizado en el pecho, pero que no tiene ninguna relación con el corazón.

Sin embargo, para tu tranquilidad tienes que acudir a la consulta de tu médico, explicarle lo que te sucede y él valorará si todo se debe a una alteración psíquica o si debes acudir al cardiólogo para someterte a un estudio completo.

Es bueno para todos aprender técnicas de relajación. En tu caso seguro que es beneficioso. Por favor, intenta solucionar los problemas que te traen de cabeza, es fundamental para tu salud, te encontrarás relajada y feliz.

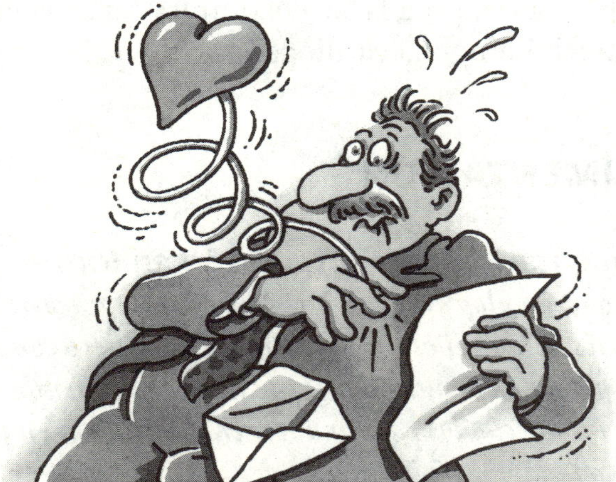

Mal dormir y corazón

Desde hace un par de meses mi marido duerme fatal. ¿El dormir mal podría afectarle al corazón?

Si el sueño de tu marido no es reparador, al día siguiente se va a encontrar cansado y sin ganas de hacer nada. Ello redundará en un estrés añadido, y a la larga puede provocar situaciones nada agradables para su corazón.

Sería de suma importancia conocer si tu marido ronca y padece la enfermedad denominada *apnea del sueño.* Si éste fuera su caso, el riesgo de padecer una isquemia coronaria se elevaría porcentualmente. Tú eres la que mejor puede saberlo pues, durante la noche, deberías notar si tiene paradas respiratorias y escuchar si ronca. Si descubrieses que eso sucede, no dudéis en acudir al otorrino o al neumólogo, ya que la apnea del sueño hoy día tiene solución.

De todas maneras, no os preocupéis, porque lo normal es que una persona que duerme mal durante una temporada, se encontrará cansada pero no sufrirá ninguna cardiopatía.

ALIMENTACIÓN

Alimentación para un corazón en forma

Tengo gemelos de 12 años. Me gustaría acostumbrarles desde niños a una vida sana y quiero comenzar por su alimentación. ¿Qué tipos de alimentos son los más adecuados para mantener un corazón en plena forma?

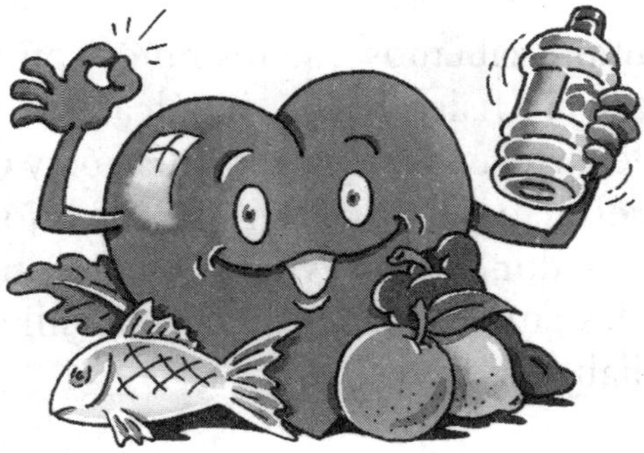

Enhorabuena. Tu decisión de empezar con una educación saludable desde niños se traducirá en un futuro brillante para ellos.

Los alimentos que nos pides son aquellos que mantienen sanas nuestras arterias, y evitan tanto la aparición de placas de ateroma como la ateroesclerosis.

Frutas, verduras, legumbres, pescado y aceite de oliva no deben faltar en la dieta diaria de tus hijos. Estos alimentos garantizarán la ingesta de vitaminas antioxidantes como A, C y E, fundamentales para evitar el envejecimiento de su sistema cardiocirculatorio. No les des más de tres días a la semana productos cárnicos, de esta manera evitarás la ingesta excesiva de grasas insaturadas y, sin embargo, se beneficiarán de lo positivo que la carne nos proporciona.

Un buen bocadillo de jamón es la mejor merienda para tus niños. Intenta persuadirles de que dejen de lado la bollería, y si no lo consigues, te animamos a que te hagas la «repostera mayor de la familia», así sabrás que los ingredientes de sus pasteles son de la mejor calidad y que están elaborados con aceite de primera.

Aunque sabemos que los niños son los que más ejercicio físico hacen, incúlcales la afición por el deporte; una buena alimentación y una hora de ejercicio diario harán que tus hijos estén en el peso idóneo y así evitarás una posible obesidad y las enfermedades que ésta conlleva, como la diabetes.

ARRITMIAS

¿Qué son las arritmias?

Mi padre se ha mareado un par de veces y ha llegado a perder el conocimiento; además, el otro día notó un pequeño pinchazo en el corazón. Fuimos a urgencias y en un electro *vieron que tenía una arritmia. ¿Qué son las arritmias y por qué se producen?*

Lo primero de todo, tranquiliza a tu padre porque actualmente las arritmias se tratan sin problema, sin dolor y fácilmente, pero siempre de la mano del cardiólogo.

En condiciones normales, el corazón late de forma rítmica. ¿Cuándo hablamos de arritmia? En el momento en que el corazón, por diversas circunstancias, late de forma descompasada; para que lo entiendas más fácilmente: el corazón puede dar siete latidos rítmicos y uno que se sale de la cadencia, para luego volver a la secuencia rítmica.

Un estudio exhaustivo por parte del cardiólogo determinará el origen de la arritmia que padece tu padre. El tratamiento dependerá de la causa y la gravedad del trastorno cardiaco, puede limi-

CORAZÓN

tarse a una simple revisión periódica o llegar a la implantación de un marcapasos.

El sentirse arropado y querido ayuda al enfermo a llevar mejor su dolencia; por lo tanto, acude con tu padre a todas las consultas que puedas y así tu conciencia y su mente estarán descansadas.

Cateterismo y ablación para tratar una arritmia

Tengo una fibrilación auricular desde hace un par de meses. El médico me ha dicho que me tiene que hacer un cateterismo y una ablación. A mí esta operación me da mucho miedo. Me gustaría saber si no hay otro remedio y qué tipos de tratamiento son los más indicados para las arritmias.

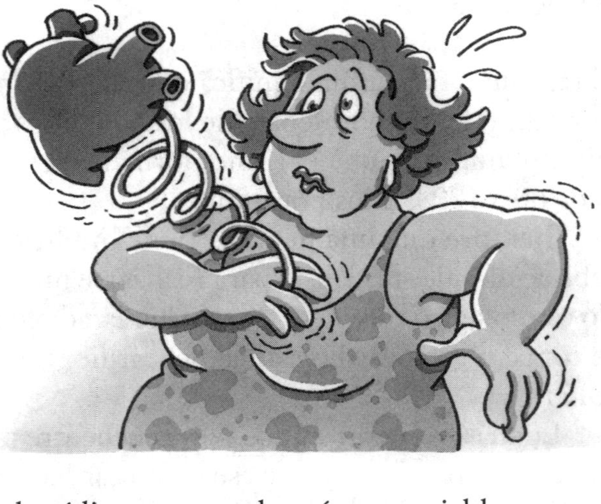

Si el médico cree que lo más aconsejable en tu caso es realizarte una ablación, no dudes en someterte a ella porque cuando un facultativo toma una decisión la ha meditado lo suficiente como para confiar en ella.

Una ablación con catéter significa que te van a suministrar energía de radiofrecuencia a través de un catéter que te introducen por la ingle hasta las cavidades cardiacas. No te preocupes: casi no duele. Con esta técnica se logra interrumpir la conducción eléctrica desde las aurículas a los ventrículos y de esta manera se consigue estabilizar la arritmia.

BRADICARDIA

¿Qué es la bradicardia?

Mi hijo sufre mareos y pérdidas de conocimiento. El médico me ha dicho que tiene bradicardia. ¿Qué es esto? ¿Es algo peligroso?

El término bradicardia significa que el corazón va a un ritmo lento, por debajo de los 60 latidos por minuto, mientras que el ritmo normal en reposo es de 60 a 100 latidos por minuto.

Siempre que una persona tiene bradicardia debe acudir al especialista para realizarse un estudio cardiológico completo, que incluirá: radiografía de tórax, electrocardiograma, ecocardiograma y holter.

Lo más frecuente es que no se encuentre ningún tipo de patología y que ese ritmo cardiaco sea absolutamente fisiológico. Como ejemplo, te diremos que grandes deportistas de élite tienen bradicardia, y gracias a ese lento funcionamiento de su corazón pueden realizar grandes esfuerzos —hay ciclistas que después de subirse un puerto de primera categoría no pasan de 70 latidos por minuto, y en reposo registran entre 50 y 60 latidos/minuto—.

De cualquier manera, una revisión anual será imprescindible para el correcto seguimiento de tu hijo.

CORAZÓN GRANDE

¿Qué significa tener el corazón grande?

El otro día a mi padre, que tiene 65 años, el médico de familia le dijo que tenía el corazón grande y que debía consultar con el cardiólogo. ¿Con una simple radiografía de tórax se puede saber si una persona tiene el corazón grande? ¿Qué significa tener el corazón grande?

Querida amiga, una radiografía simple de tórax da mucha información al médico de familia. En ella se pueden apreciar los pulmones, grandes arterias, regiones óseas y por supuesto el corazón.

Cuando el médico habla de corazón grande o cardiomegalia se refiere a que las cavidades del corazón, aurículas o ventrículos, han aumentado de tamaño. Este aumento puede deberse a varias enfermedades, como hipertensión arterial, insuficiencias o estenosis valvulares (valvulopatías).

Es muy rara la cardiomegalia en personas jóvenes, salvo que existan alteraciones congénitas. En el caso de los adultos, es mucho más frecuente entre la gente de edad avanzada, y se manifiesta a través de síntomas como: cansancio, decaimiento, opresión en el pecho, taquicardia, ahogo e hinchazón de tobillos.

Para dar con el diagnóstico exacto y determinar la causa de la macromegalia es preciso hacer un electrocardiograma, un ecocardiograma y posiblemente una prueba de esfuerzo. El tratamiento dependerá del origen de la cardiopatía; en algunos casos, con un tratamiento médico será suficiente, mientras que en otros habrá que recurrir a la cirugía.

DEPORTE

Ejercicio físico y corazón

Todos hemos oído ese eslogan de que «quien mueve sus piernas mueve el corazón». ¿Es siempre beneficioso el ejercicio físico para las patologías del corazón? ¿Qué deporte es mejor?

El ejercicio es beneficioso para el corazón en circunstancias normales, sólo en enfermedades muy concretas se recomienda el reposo. El caminar una hora diaria a ritmo rápido mejora el funcionamiento cardiaco, normaliza las cifras de la tensión arterial, reduce el colesterol y regula la glucosa en los pacientes diabéticos.

La obesidad es uno de los peores enemigos del corazón. Quien practica ejercicio quema calorías y en consecuencia baja de peso, lo que repercute en el buen funcionamiento del corazón.

Desde aquí os proponemos que hagáis un esfuerzo para realizar ejercicio a diario: caminar, montar en bicicleta, bicicleta estática, natación o cualquier tipo de deporte que os sea agradable.

Antes de poneros manos a la obra, debéis consultar a vuestro médico para que os indique el tipo de deporte más adecuado para vuestra edad y estado cardiaco.

EXTRASÍSTOLES

Importancia de una extrasístole

El médico le ha diagnosticado a mi primo extrasístole. Él no le da importancia, pero es que nunca le da importancia a nada. Este diagnóstico, ¿puede llegar a ser peligroso?

Antes de nada, déjanos explicarte que hablar de extrasístole es lo mismo que decir arritmia y ésta se produce cuando el corazón late con un ritmo anormal.

Las extrasístoles son frecuentes y no son peligrosas cuando el paciente no tiene ninguna otra enfermedad cardiaca. En el caso de tu primo, como no nos proporcionas más datos, no nos atrevemos a hablar de su peligrosidad.

El diagnóstico se realiza con un electrocardiograma, que dará información del ritmo cardiaco del paciente.

Ten en cuenta que el estrés, el alcohol, el tabaco y determinados preparados para la gripe y resfriados pueden ser los causantes de una extrasístole. Tu primo debería evitar el consumo de todos estos tóxicos.

A veces es necesario el uso de fármacos como los betabloqueantes, los cuales requieren un control periódico por parte del cardiólogo para valorar sus posibles efectos secundarios.

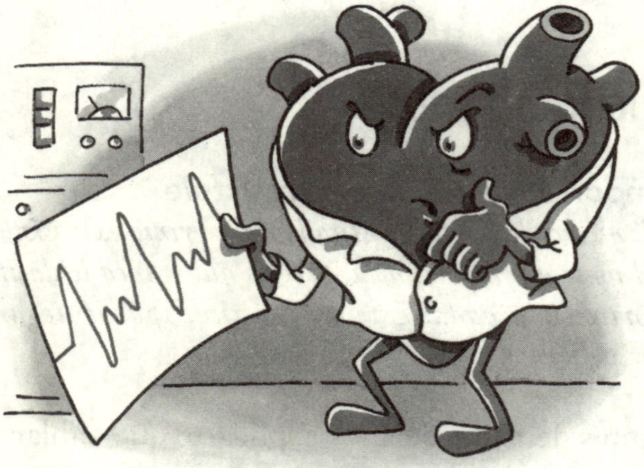

FIBRILACIÓN AURICULAR Y VENTRICULAR

Fibrilación auricular, sus complicaciones

Mi marido, de 68 años, tiene una fibrilación auricular en la aurícula izquierda. ¿Puede esto dar lugar a algún tipo de complicación?

La fibrilación auricular se produce por una alteración en la conducción de los impulsos eléctricos del corazón, que da lugar a un ritmo muy rápido de las aurículas que hace insuficiente el bombeo de éstas hacia las cavidades inferiores del corazón o ventrículos.

Hay pacientes que no presentan ningún tipo de síntomas, cuando la frecuencia de los latidos es inferior a 120 latidos/minuto. Sin embargo, cuando la frecuencia aumenta por encima de esa cifra, la persona nota palpitaciones desagradables o dolor en el pecho.

La complicación que se le puede presentar a tu marido, que es la más frecuente en personas mayores de 65 años, es la embolia cerebral. El tratamiento para la fibrilación variará mucho según el grado de la enfermedad; una simple medicación puede conseguir que remita, también es eficaz una descarga eléctrica y como última medida, la cirugía mediante ablación (insertando un catéter en el corazón).

Significado de fibrilación ventricular

Hace un tiempo, un buen amigo mío que tenía 50 años falleció por una fibrilación ventricular. Quisiera saber en qué consiste esta enfermedad.

La fibrilación ventricular es una serie descoordinada y frecuentemente mortal de contracciones del ventrículo, muy rápidas e ineficaces, causada por impulsos eléctricos totalmente descontrolados.

Probablemente lo que le pasó a tu amigo fue que sufrió un infarto, y ésta es la consecuencia habitual de la parada cardiaca que produce una fibrilación ventricular.

Toma nota del perfil que tienen las personas susceptibles de padecer esta patología: varones, obesos, estresados, fumadores, bebedores, con el colesterol elevado, diabéticos, hipertensos y de vida sedentaria.

La fibrilación ventricular requiere tratamiento urgente. La reanimación cardiopulmonar deber ser iniciada con la mayor brevedad posible, y es imprescindible trasladar al paciente a un centro hospitalario o bien avisar a los servicios de urgencia, que acudirán con el material necesario para realizar una descarga eléctrica en el pecho del enfermo (cardioversión).

INSUFICIENCIA CARDIACA

Información general sobre la insuficiencia cardiaca

Tuvimos que ingresar a mi abuelo el mes pasado con una insuficiencia cardiaca. Él tiene 79 años pero se encuentra en plena forma. Me gustaría que me informasen sobre esta enfermedad.

Una insuficiencia cardiaca significa que tu abuelo tiene un corazón que no bombea la cantidad de sangre suficiente para cubrir las necesidades de su organismo. Lo más probable es que padezca una alteración en alguna de las válvulas del corazón. Los médicos que le han atendido seguro que le han puesto ya el tratamiento idóneo para superar la insuficiencia.

Bajo ningún concepto podéis dejar la medicación que le han prescrito, que nos imaginamos será un diurético, un protector cardiaco y un antihipertensivo —si tiene la tensión elevada—.

Debéis vigilar su alimentación. Tu abuelo no debe tomar alimentos que contengan sal y la cantidad de agua que beba ha de ser siempre igual o menor a lo que orine, ya que de lo contrario, su corazón sería incapaz de mover el volumen de líquido que circula por sus arterias y venas.

Si seguís al pie de la letra las recomendaciones de vuestro médico de familia y del cardiólogo, seguro que vais a poder disfrutar de él durante muchos años.

Un tratamiento severo para la insuficiencia cardiaca

A mi padre le han diagnosticado una insuficiencia cardiaca. Después de lo mal que lo ha pasado, ahora se encuentra mejor, pero el médico le ha dicho que siga a rajatabla el tratamiento y le ha dado una serie de recomendaciones, que le ha pedido no se salte. ¿Por qué es tan severo?

Nos imaginamos que las recomendaciones que le han dado a tu padre son las encaminadas a reducir el trabajo cardiaco, controlar el exceso de retención de agua y sal, y así mejorar el funcionamiento del corazón. También es aconsejable perder peso, al igual que dejar de fumar y eliminar el consumo de alcohol, ya que estos hábitos disminuyen la eficiencia del bombeo del corazón.

La insuficiencia cardiaca requiere una vigilancia exhaustiva del paciente y, aun así, a veces es es necesario el ingreso para estabilizarle después de un agravamiento de su estado, si se presenta dificultad respiratoria en reposo o con actividad mínima o si no hay respuesta al tratamiento inicial.

PULSO

Mejor forma de tomarse el pulso

He empezado a bajar todos los días a correr a un parque que tengo al lado de casa y me gustaría ir controlándome el pulso según las diferentes carreras que realizo. ¿Cuál es la mejor forma de tomar el pulso?

Antes de nada, darte la enhorabuena por realizar deporte, ya que vas a conseguir mantener tu cuerpo en forma y evitar la aparición de enfermedades que se pueden prevenir con la práctica de ejercicio a diario.

La toma de pulso debes realizarla inmediatamente antes y nada más acabar el ejercicio que realices. La forma de tomarlo es relativamente sencilla, pero debes acudir a tu médico para que bien él o bien una enfermera te enseñen a encontrarlo. Habitualmente se toma en la arteria radial, que se encuentra situada en la parte externa de la muñeca, presionando con el dedo índice o el corazón sobre dicha arteria. La forma más sencilla para averiguarlo es contar el número de latidos durante 15 segundos y multiplicarlo por 4.

En la actualidad se venden en farmacias y tiendas de deporte aparatos para medir el pulso, muy fáciles de utilizar y fiables al 100%.

Frecuencia de pulso normal

Siempre que me tomo las pulsaciones me da una cifra elevada, mayor de 110 pulsaciones por minuto. ¿Puede ser malo? ¿Cuál es la frecuencia de un pulso normal?

La frecuencia cardiaca normal oscila entre 60 y 100 latidos por minuto. Que tú tengas 110 significa que padeces una ligera taquicardia. Varias son las circunstancias que pueden hacer que el pulso se eleve en reposo: enfermedades metabólicas como el hipertiroidismo, trastornos del corazón, situaciones estresantes, etc. Por estos motivos, la consulta con el médico se hace obligatoria para determinar el origen de la taquicardia.

Queremos tranquilizarte ya que en un porcentaje muy alto de los casos, el sufrir una ligera taquicardia no tiene carácter patológico y más bien corresponde a una situación fisiológica. Cada persona es un mundo y nuestro organismo responde de manera diferente ante una misma situación de la vida.

Para las taquicardias existen tratamientos distintos en función de la causa que las produzca, pero también es cierto que en la mayoría de los casos no requieren medicamentos, pues se deben a situaciones de ansiedad o angustia que se pueden solucionar con autocontrol.

Paradas en el pulso

Al medirse el pulso y notar que cada cinco o seis pulsaciones hay una parada, ¿qué puede significar?

A la situación que nos planteas se la conoce en medicina con el nombre de arritmia. Las arritmias tienen que ser siempre estudiadas por el cardiólogo.

Las causas pueden deberse a problemas de la conducción eléctrica del corazón, a enfermedades sistémicas o incluso estar relacionadas con la toma de ciertos medicamentos.

Número de pulsaciones bajo

Mi madre es hipertensa y el médico le ha recomendado que en casa haga un seguimiento de su tensión. La tiene más o menos controlada, pero resulta que el tensiómetro que utiliza también le indica las pulsaciones y siempre las tiene bajas. ¿Es normal o funcionará mal el aparato?

La bradicardia o pulso lento es una situación en la que tu corazón late por debajo de 60 latidos por minuto en reposo, salvo contadas ocasiones en las que existe una enfermedad cardiaca o una enfermedad metabólica como el hipotiroidismo.

Debes consultar con el cardiólogo pero ya te adelantamos que en la mayoría de los casos no se encuentra una causa que justifique el bajo ritmo del corazón.

Creemos que te vamos a tranquilizar si te comentamos que hay deportistas de élite con bajo ritmo cardiaco, y precisamente éste es el motivo por el que son capaces de realizar sobreesfuerzos sin que su corazón sufra de manera especial.

Subida de pulsaciones y ahogos ante un esfuerzo

Desde hace un mes no podemos utilizar el ascensor en casa porque nos lo están cambiando. Tengo que subir andando, vivimos en un quinto piso y en cuanto llego al segundo ya siento que me ahogo y que tengo las pulsaciones a mil por hora. ¿Es normal que me suban mucho las pulsaciones?

Al realizar un esfuerzo tu corazón eleva sistemáticamente el número de pulsaciones de forma fisiológica pero, si te ahogas y obligatoriamente tienes que descansar, significa que tu corazón nos está dando una pista de que algo le sucede. Ante esta situación debes acudir primero a tu médico de familia y él, después de realizarte una exploración y las pruebas que considere oportunas, te remitirá al cardiólogo.

El ahogo es un síntoma común de enfermedades respiratorias, cardiacas, carenciales —como la anemia—, etc., por lo tanto, no pierdas un minuto y acude sin temor al médico, él es tu amigo y te dará el consejo adecuado para mantener tu salud en perfecto estado.

SÍNCOPES Y DESVANECIMIENTOS

¿Qué se entiende por síncope?

Durante los dos últimos años he perdido la conciencia cinco veces. Yo creía que era por una bajada de azúcar o algo por el estilo, pero el otro día me ocurrió de nuevo y al comentárselo a mi médico de familia me dijo que podían ser síncopes. ¿Qué se entiende por síncope y por qué se produce?

El desmayo o síncope consiste en una pérdida súbita y breve de la consciencia. Es un síntoma debido a un aporte inadecuado de oxígeno y glucosa al cerebro, por lo general causado por una disminución temporal del riego sanguíneo.

Un ritmo rápido o lento del corazón, un descenso de la glucosa, una deshidratación o un hipertiroidismo pueden ser la causa de un desmayo.

El estudio médico es obligado en estas situaciones, y una vez averiguado el motivo se pondrá el tratamiento oportuno para evitar desmayos sucesivos.

Síntomas anteriores a un síncope. Medicación

Estoy preocupado porque mi hermana sufre mareos y llega a perder el conocimiento. Le han dicho que son síncopes y a ella no le preocupa porque dice que se da cuenta antes de que le ocurran y se tumba en el suelo con las piernas hacia arriba para no perder el conocimiento. ¿Cómo puede ser que se dé cuenta? ¿ Es suficiente lo que hace o debería tomar algún tipo de medicación?

Demuestras ser una excelente persona porque te preocupas por la salud de tu hermana. Enhorabuena por la iniciativa que has tenido al formularnos tu pregunta.

La persona que va a perder el conocimiento siente una especie de sopor y falta de fuerza que le avisan de un posible desmayo, por eso tu hermana se tumba y se pone con las piernas en alto. Imaginamos que estas medidas se las ha indicado un médico, pues es la forma más efectiva para que lleguen sangre y oxígeno a su cerebro y así se recupere del vahído.

La causa más frecuente de un síncope es la bajada de tensión. Si tu hermana es hipotensa debe ingerir alimentos ricos en sal, bebidas de cola y algún café a lo largo del día. Los cardiólogos no aconsejan tomar medicamentos para elevar la tensión, pues tenerla baja es un seguro de vida.

SOPLO

Soplo en un niño y su calidad de vida

El otro día en el colegio le hicieron a mi hija un reconocimiento médico y le han dicho que tiene un soplo. ¿Qué es un soplo y cómo puede afectar a su calidad de vida?

Un *soplo* es un ruido cardiaco que el médico puede escuchar cuando ausculta el corazón del paciente con un fonendoscopio. A veces, los soplos manifiestan anomalías de las válvulas del corazón, principalmente en las personas adultas, pero en la mayoría de las ocasiones durante la infancia, puede aparecer el llamado *soplo inocente*, que es la expresión de un deficitario cierre valvular —en absoluto resulta preocupante— y que desaparece en el 95% de los casos con la edad.

El pediatra auscultará de forma periódica a tu hijo y seguirá el curso del soplo para confirmar si su origen es o no patológico. A medida que tu hijo se vaya haciendo mayor, el soplo remitirá y crecerá sin problema cardiaco alguno.

Importancia de un soplo sistólico

En el reconocimiento médico anual que me hacen en la empresa me han detectado un soplo sistólico. ¿Qué importancia debo darle?

Un soplo sistólico es el ruido que se produce al paso de la sangre por unas válvulas cardiacas estrechas o insuficientes. La importancia que debes conceder a tu cardiopatía va a depender del grado en que se encuentren afectadas tus válvulas cardiacas. A veces, este tipo de alteraciones no se manifiesta a través de ningún síntoma; sin embargo, si la enfermedad está avanzada, generará una insuficiencia cardiaca que se traducirá en ahogos, cansancio, opresión en el pecho, insomnio, hinchazón de tobillos, etc.

Por el tipo de lesión valvular que padeces te someterán a una prueba denominada ecocardiograma, que define de una manera nítida las cavidades y las válvulas cardiacas al tiempo que muestra si existe enfermedad valvular o aumento de tamaño de las aurículas y los ventrículos, así como de la pared del corazón.

Tu médico de familia te remitirá a un cardiólogo y éste será el que valore la posibilidad de un tratamiento médico o incluso de una técnica quirúrgica para dilatar o cambiar la válvula afectada.

La mejor manera de cuidar tu corazón en estos momentos es eliminar de tu vida hábitos tóxicos como el tabaco y el exceso de alcohol. Tu dieta debe ser baja o exenta de sal, ya que ésta retiene líquido en tus arterias y eso hace más difícil el trabajo de tu corazón.

TAQUICARDIAS

Taquicardia y factores que las provocan

Quisiera saber si las taquicardias pueden ser producidas por factores de riesgo como colesterol, ácido úrico y tensión arterial alta.

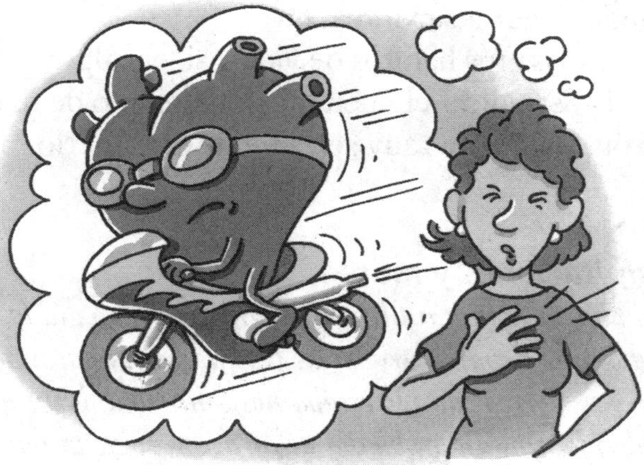

Has nombrado factores de riesgo cardiaco capaces de producir taquicardia, pero te has dejado otros que también influyen muy directamente en el funcionamiento del corazón y que son los máximos responsables tanto del aumento del ritmo cardiaco como de la hipertensión. Nos referimos al tabaco, el alcohol y el estrés.

Afortunadamente, todos ellos constituyen factores de riesgo que se pueden evitar si te lo propones firmemente, ya que dependen de tus hábitos de vida. Así, una alimentación pobre en grasas saturadas de origen animal, rica en fibra vegetal, cereales, legumbres, fruta y pescado, el privarse de consumir alcohol salvo en las comidas —como máximo una o dos copas de vino—, abandonar el hábito tabáquico, caminar una hora diaria a ritmo rápido y rebajar la ingesta de sal, harán que nuestro corazón no esté sobrecargado y que sus arterias se mantengan limpias para prevenir una isquemia coronaria conocida como angina de pecho o infarto agudo de miocardio, que puede llegar a ser mortal.

Revisa tus hábitos de vida y si hay alguno que pueda perjudicar el buen funcionamiento de tu corazón, plantéate muy seriamente eliminarlo.

Palpitaciones y mareo

Mi abuela es una mujer de 74 años y el otro día la tuvimos que llevar a urgencias porque sentía palpitaciones y se mareó cuando estábamos comiendo. Nunca ha padecido ningún problema de corazón, tiene la tensión perfecta, pero no es la primera vez que siente esta taquicardia. ¿Qué debemos hacer?

Antes que nada deciros que la decisión tomada el día que tuvo las palpitaciones y el mareo fue la correcta, ya que si hubiera existido un problema serio en su corazón, la única manera de solucionarlo habría estado en un centro hospitalario, donde se cuenta con los medios técnicos y humanos necesarios para superar ese tipo de dolencias.

Sin duda, la consulta con el cardiólogo es obligada. Una taquicardia y un desmayo pueden ser la señal de aviso de una lesión en su corazón, bien de sus válvulas, bien de la conducción eléctrica o incluso del músculo cardiaco.

Hay una cosa que juega a favor de tu abuela y es que no tiene la tensión arterial elevada —como sabes, es una de las causas que más daño hacen a nuestro corazón—, por lo tanto, vivid tranquilos pero seguid al pie de la letra las recomendaciones que su cardiólogo os indique.

Taquicardias y tensión baja durante el embarazo

Estoy embarazada de cuatro meses y medio, y en casi todo el tiempo que llevo de embarazo he sentido ligeras taquicardias o vuelcos de corazón, *por lo menos uno cada dos días, más o menos. Tengo la tensión bastante baja. La última medición fue de 5-9. ¿Tiene algo que ver la tensión baja con estas taquicardias? No he tenido anteriormente ningún problema de corazón. ¿Podría deberse al embarazo?*

Ante todo, enhorabuena por tu embarazo, que esperamos llegue a término sin ningún tipo de problemas tanto para ti como para tu bebé.

En estos cuatro meses de gestación, seguro que tu médico te habrá realizado algún análisis de sangre y habrá observado si tienes una anemia por falta de hierro, ya que éste sería uno de los motivos por los que puedes notar esa taquicardia. El organismo, ante la falta de hierro y por lo tanto un mal transporte del oxígeno a todas las células de tu cuerpo, responde acelerando el ritmo del corazón para intentar compensar la menor concentración de oxígeno en la sangre.

Por otra parte, la tensión baja —que como ya hemos dicho en más de una ocasión, es un seguro de vida—, tiene su lado negativo, como la aparición de taquicardias y cansancio a veces extremo, que puede provocar incluso un desmayo o pérdida de conocimiento.

Consúltalo con tu ginecólogo y él te dirá si requieres tratamiento médico o si bastarían medidas de tipo postural o dietéticas para paliar el problema que padeces.

No intentes solucionarlo por tu cuenta, ya que sin tú saberlo correrías el peligro de perjudicar a tu bebé y producirle lesiones que ni tú ni tu médico deseáis.

TENSIÓN

Cifras

Cifras de tensión arterial

Les he regalado a mis padres un tensiómetro en su aniversario y me gustaría saber cuáles son las cifras estimadas como normales para que ellos se la puedan controlar sin problema. ¿Son las mismas para todas las edades?

Regalar a tus padres un aparato de tensión es una de las mejores cosas que has podido hacer por su salud, muchos son los trabajos que actualmente recomiendan la toma de tensión en el domicilio particular para evitar la denominada *hipertensión de bata blanca*, que consiste en una subida de la tensión arterial cuando se acude a la consulta del médico, debido al estrés que ello supone.

Hoy día las cifras de tensión aceptadas en una persona adulta están entre una máxima de 140 mmHg (la sistólica) y una mínima (o diastólica) de 90 mmHg. Mantenerlas en estos límites evitará el daño que la hipertensión genera en órganos tan importantes de nuestro organismo como: cerebro, ojos, riñones, corazón y sistema vascular.

Diles a tus padres que no se obsesionen, no es necesario tomarse la tensión a todas horas —una toma semanal será suficiente para controlarla correctamente—, salvo en el caso de que el médico lo recomiende por motivos de salud.

Lo habitual es que los niños tengan una tensión arterial inferior a la de los adultos. Hace años se consideraba normal que la tensión máxima subiera según iban pasando los años; así, en una persona de 70 años se aceptaba una máxima de 170, pero en la actualidad y tras numerosas investigaciones, se ha llegado a la conclusión de que, independientemente de la edad, la máxima no debe pasar de 140 mmHg si queremos evitar trastornos cardiovasculares.

Brazo adecuado para tomar la tensión

¿En qué brazo debe tomarse siempre la tensión? ¿Pueden variar las cifras según se tome en un brazo o en otro?

Lo importante es estar tranquilo antes de tomarte la tensión, es decir, que estés por lo menos media hora sin realizar ningún tipo de esfuerzo.

En lo referente al brazo en el que debemos tomar la tensión, te aconsejamos que lo hagas siempre en el mismo, independientemente de que sea en el derecho o en el izquierdo, aunque por proximidad al corazón las cifras serán ligeramente más elevadas si te la mides en el izquierdo que en el derecho.

Variación tensional entre la mañana y la noche

Mi padre ha tenido un problemilla de corazón, una pequeña arritmia pero que ya tiene controlada. Se está haciendo un seguimiento de la tensión y resulta que hemos visto que sus cifras varían de la mañana a la noche. ¿Es normal?

El organismo humano es una máquina susceptible de variaciones a lo largo del día, que dependen de múltiples factores, como: falta de sueño, ingesta de alimentos, situaciones de estrés, reposo, actividad física, emociones positivas y negativas... Sin olvidarnos del llamado ritmo circadiano, que influye en la fabricación de hormonas por parte del sistema endocrino y que regula distintas actividades muy importantes en nuestro cuerpo. Esta explicación nos sirve para decirte que la tensión arterial no sólo puede variar de la mañana a la noche, sino también de una hora a otra.

Por otro lado, seguramente piensas que es por la noche —debido al reposo— cuando la tensión está más baja; sin embargo no es así: se ha demostrado que algunas personas experimentan subidas de tensión a primera hora del día —entre las 5.00 y las 6.00 de la madrugada—, lo que les provoca con más frecuencia accidentes cerebrovasculares.

Hipertensión

Mecanismos para bajar la tensión

¿Qué otras medidas, además de la medicación, debe tomar un hipertenso para controlar su tensión?

El tratamiento de la hipertensión actualmente está basado en la actuación desde varios frentes. Por un lado, si tienes sobrepeso u obesidad, debes visitar a un endocrinólogo para que te ponga una dieta personalizada y así perder esos kilos que te sobran. Por otro lado, el ejercicio saludable,

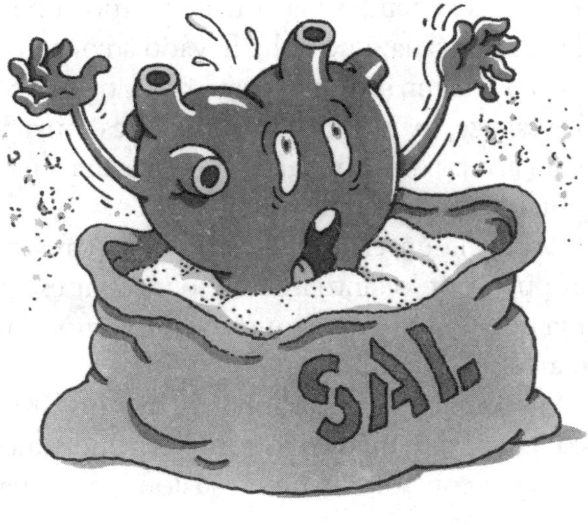

como caminar una hora diaria a ritmo rápido, puede llegar a reducir la tensión en un punto, tanto la máxima como la mínima. Por último, reducir la ingesta de sal es muy eficaz para un buen control de la tensión arterial.

Evitar hábitos tóxicos como el abuso de alcohol o tabaco mejorará tus cifras tensionales. Si estás sometido a estrés, los ejercicios de relajación te ayudarán a vencerlo, así estarás más relajado y por lo tanto tu tensión arterial mejorará significativamente.

Esperamos que con estos consejos y con un seguimiento estricto del tratamiento médico, logres normalizar tu tensión arterial.

La hipertensión emocional

La hipertensión emocional, ¿cómo se puede tratar?

Nos imaginamos que cuando planteas esta pregunta, es que estás viviendo una situación emocional difícil y complicada, que te ha llevado a consultar al médico por algún síntoma (como dolor de nuca, dolor de cabeza, mareo o cansancio), y tras tomarte la tensión arterial has apreciado que está alta, cuando habitualmente tus cifras son normales.

Tratar la enfermedad es tratar la causa que la produce, por lo tanto intenta solucionar ese problema que tanto te desazona y verás cómo tu tensión arterial se equilibra.

Las técnicas de relajación y un tratamiento farmacológico, si tu médico lo considera oportuno, te ayudarán a controlar la hipertensión emocional.

Hipertensión y dolor de cabeza

Mi madre lleva unos dos o tres meses con la tensión alta y con dolores de cabeza. ¿La hipertensión puede producir dolores de cabeza?

Sí. Una de las causas de la cefalea puede ser una elevación de la tensión arterial. Habitualmente el dolor se localiza en la zona occipital, es decir, en la nuca. Es un dolor opresivo, persistente y su intensidad puede variar entre moderada y fuerte. Sin embargo, este tipo de dolor no responde siempre a una cefalalgia. Los dolores localizados en la parte posterior de la cabeza a menudo tienen que ver con contracturas de los músculos cervicales o con dolores reflejos de los hombros.

De cualquier manera, tu madre debería consultar con el médico que controla su tratamiento antihipertensivo, pues su problema podría derivarse de un efecto secundario de la medicación; de hecho, algunas familias de fármacos para tratar la hipertensión —como los calcioantagonistas y los betabloqueantes— tienen este efecto adverso.

Tensión elevada y menopausia

Desde que empecé con la menopausia tengo la tensión más alta que antes. ¿Tiene alguna relación la menopausia con la tensión alta?

La menopausia es un periodo en la vida de la mujer en el que se produce una serie de cambios que pueden repercutir directamente en la salud. Durante la edad fértil, la mujer segrega periódicamente varios tipos de hormonas que tienen un efecto protector cardiovascular de enorme importancia. Al desaparecer esta secreción hormonal aumenta el riesgo de hipertensión, ya que las arterias se ven sometidas a diversos estímulos que antes no tenían que soportar. Por este motivo, además del lógico deterioro que significa el paso de los años, las cifras tensionales se elevan en la mujer menopáusica.

En consecuencia, durante esta etapa se deben extremar los cuidados y evitar los posibles factores de riesgo.

Relación entre hipertensión y vértigo

Últimamente tengo sensación de mareos y vértigos. El otro día me mareé en casa de unos amigos, me tomaron la tensión y la tenía alta. ¿Está relacionada la hipertensión con los ataques de vértigo?

El vértigo es un proceso que no guarda ninguna relación con una subida de tensión arterial. Puede responder a diversas causas: cervicales, otológicas e incluso oftalmológicas, pero no tensionales.

Raramente una subida de tensión arterial se manifiesta como un mareo, pero puede ocurrir. En cualquier caso, guarde o no relación con esos mareos que padeces, lo que es evidente es que te han detectado unos niveles altos de tensión y debes controlarlos.

Nuestro consejo es que acudas a tu médico de familia para que te haga unas determinaciones tensionales seriadas y pueda así diagnosticar si sufres hipertensión, o si hay alguna causa transitoria que debas tratar para evitar estas subidas.

Órganos a los que afecta la hipertensión

El médico le ha dicho a mi padre que se tiene que cuidar porque tiene hipertensión. Yo quiero animarle para que se cuide, y por eso me gustaría saber a qué órganos vitales puede dañar.

La hipertensión produce un aumento de la presión intravascular capaz de afectar a órganos vitales. Por lo general, cuando se padece este problema de forma crónica y no se atiende a su cuidado escrupulosamente, los primeros órganos que pueden resultar dañados son el corazón y el cerebro. Asimismo, y si esta patología persiste a lo largo del tiempo, repercutirá negativamente en órganos como los ojos y los riñones.

Una hipertensión que se mantiene durante un periodo temporal prolongado puede producir lo que se denomina en términos médicos una cardiopatía hipertensiva —afectación cardiaca que hace que el corazón aumente de tamaño a expensas de su musculatura y produzca una cardiomegalia que no le permite un funcionamiento normal dentro de la caja torácica—.

El otro órgano afectado en los primeros estadios es el cerebro, el tejido más noble del organismo. El corazón es único y sin su estímulo no sería posible la vida, pero incluso el origen del impulso cardiaco está regulado por el cerebro. Así pues, tanto el cerebro como el corazón son imprescindibles para vivir. Las arterias y venas que riegan el tejido nervioso son muy sensibles al aumento de la presión interna; una hipertensión mantenida puede dar lugar a pequeñas hemorragias en este tejido que dejarían una zona sin riego y que jamás podría recuperarse.

Es importante que convenzas a tu padre de los posibles peligros que entraña la hipertensión, muy agresivos en muchos casos porque ni siquiera avisan.

Hipotensión

Riesgos de una tensión baja

Todo el mundo sabe que tener hipertensión es malo y que hay que cuidarse, pero yo soy de tensión baja y me gustaría saber si esto también es perjudicial y cuál podría ser la causa de la hipotensión.

La hipotensión puede provocar síntomas molestos que lleven a la persona que la padece a situaciones desagradables en los momentos más inesperados; sin embargo, tener la tensión baja es un seguro de vida.

Los síntomas relacionados con la hipotensión los conocerás al dedillo: desde parestesias o pérdida de sensibilidad, frialdad en las extremidades, cansancio, decaimiento o somnolencia, hasta los tan molestos y aparatosos desmayos, que a menudo se producen cuando uno no se lo espera y generan una gran sensación de inseguridad.

A pesar de todo, es preferible ser hipotenso que enfrentarte a los riesgos que conlleva un aumento de la presión arterial.

Recomendaciones para un hipotenso

¿Qué recomendaciones le darían ustedes a una persona con la tensión arterial baja?

Por lo general, las personas hipotensas no necesitan ningún tratamiento. Es excepcional que los médicos recomienden una determinada medicación, salvo que los síntomas o las lipotimias se sucedan con demasiada frecuencia.

Hay una serie de normas dietéticas que pueden ayudar a las personas que padecen este trastorno. Entre ellas se encuentran las siguientes:

• Beber como mínimo 2 litros de agua diarios.

• Consumir frecuentemente alimentos ricos en sal, como frutos secos, anchoas, embutidos, etc.

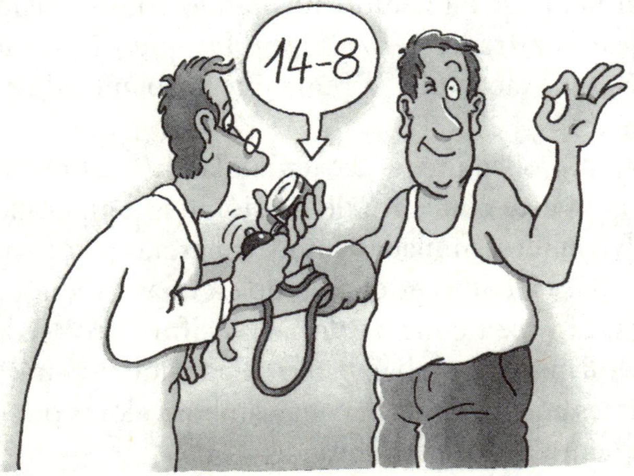

- Ingerir bebidas de cola o productos excitantes que contengan cafeína o teína (café, té...).

Además, conviene tomar algunas precauciones para evitar bajadas bruscas de tensión, tales como: levantarse de golpe, permanecer mucho tiempo de pie, estar en lugares cerrados donde haga mucho calor, someterse a situaciones que produzcan angustia, etc.

Tensión descompensada

¿Qué significa tensión descompensada?

He oído hablar de la tensión alta y baja, pero cuando se habla de una tensión descompensada, ¿a qué se están refiriendo?

En condiciones normales, la tensión diastólica —o tensión mínima— es la mitad más un punto de la tensión sistólica —o máxima—. Tradicionalmente se ha venido aceptando como tensión ideal la cifra de 140/80 mmHg, que respondería con exactitud a la regla que acabamos de explicar.

No obstante, en la actualidad no se tiene en cuenta este concepto de tensión descompensada salvo en determinadas y muy concretas patologías cardiacas, como es el caso de algunas valvulopatías. Hoy se tiende a valorar las cifras tensionales de forma más global y sólo se consideran alteraciones aquellas que afecten a ambos valores o únicamente al de la sistólica.

Solución ante una tensión descompensada

Mi abuela, de 89 años, se encuentra en plena forma. El único achaque que tiene ahora mismo es la tensión descompensada. ¿Cómo se puede solucionar una tensión descompensada?

En una persona de esa edad, casi podemos afirmar con seguridad que se trata de una hipertensión sistólica aislada (HSA). Este tipo de descompensación tensional consiste en cifras diastólicas normales y sistólicas elevadas, es decir, tiene la tensión alta elevada y la mínima normal. El desequilibrio se debe a un endurecimiento de las paredes arteriales relacionado con la edad, pero es preciso tratarlo con fármacos adecuados y específicos para este problema, ya que supone un importante factor de riesgo cardiovascular.

Acompaña a tu abuela al cardiólogo para que examine el estado de sus arterias y decida en consecuencia el tratamiento más indicado. De esta forma la ayudarás a prevenir posibles complicaciones que pueden poner en peligro su salud.

VÁLVULAS CARDIACAS

¿Qué son las válvulas cardiacas?

A mi padre le ha dicho su cardiólogo que le tiene que operar de la válvula mitral. Me gustaría saber qué son las válvulas cardiacas.

El corazón está dividido en cuatro cavidades: dos superiores, de menor tamaño —que son las aurículas—, y dos inferiores, más grandes —que son los ventrículos—. Las válvulas cardiacas son unos dispositivos situados en los tabiques de separación de las cuatro cavidades del corazón. Su función consiste en regular el paso de la sangre en una única dirección, para optimizar el bombeo del corazón y permitir que el oxígeno llegue a todos los órganos y tejidos, incluso a los más lejanos. Cada ventrículo cardiaco posee una válvula de entrada y una de salida. Hay en total, por tanto, cuatro válvulas: tricúspide, pulmonar, mitral y aórtica.

En el caso de tu padre, la que está afectada es la válvula mitral, es decir, la que comunica la aurícula izquierda con el ventrículo izquierdo. Cuando esta válvula no funciona correctamente, lo que ocurre es que al contraerse el ventrículo izquierdo, como no se cierra correctamente la válvula mitral, entra sangre en la aurícula izquierda, en vez de salir hacia la aorta, que es a donde tendría que dirigirse. Al entrar sangre en la aurícula izquierda, ésta aumenta de tamaño y produce una presión sobre los vasos que llevan la sangre desde los pulmones hasta el corazón, y en consecuencia, se acumula líquido en los pulmones, lo que produce una gran congestión al paciente. Una de las causas más frecuentes de insuficiencia mitral es el infarto de miocardio, que puede ocasionar lesiones graves a las estructuras de soporte de las válvulas.

Dile a tu padre que si es necesario que le operen de la válvula, que lo afronte con tranquilidad, porque se sentirá mejor después.

Tratamiento de una válvula cardiaca

¿Por qué se tienen que cambiar las válvulas cardiacas en algunas ocasiones y qué es lo que se pone en su lugar? Os pregunto esto porque a mi cuñada le han tenido que cambiar una de ellas, y yo no sé exactamente el motivo, ya que no se encontraba muy mal, se cansaba, estaba pálida, pero hacía una vida prácticamente normal.

Si echas un vistazo a la pregunta anterior, sabrás qué son las válvulas cardiacas y dónde están situadas.

El mal funcionamiento de las válvulas cardiacas puede deberse a dos alteraciones: una es que se escape sangre a través de ellas —lo que se denomina regurgitación o insuficiencia valvular—, y la otra, que no se abran adecuadamente para permitir el paso de la sangre a través de ellas —en este caso hablamos de estenosis valvular—. Cualquiera de estos dos trastornos puede afectar gravemente la capacidad de bombeo del corazón, e incluso, en algunas ocasiones, una misma válvula puede tener las dos alteraciones.

Algunas veces, dependiendo del grado en que se encuentre dañada la válvula, se da el caso de que no haya síntomas o de que si los hay, éstos no sean muy alarmantes. El diagnóstico se hace por medio de la auscultación con un fonendoscopio; el mal funcionamiento de una de las válvulas es detectado por el médico como un soplo, un ruido de aire en la auscultación del corazón. El soplo revela una valvulopatía; después habrá que confirmar su existencia por medio de una prueba de imagen, que es el ecocardiograma.

Cuando una válvula se encuentra en mal estado, es el cirujano cardiaco quien debe valorar el tipo de tratamiento: bien una valvuloplastia —que es la reparación de la válvula—, o bien sustituir la válvula por una prótesis valvular mecánica o por una válvula porcina.

VARICES

Formación de varices con el paso de los años. Varices y hombres

Toda la juventud con unas piernas preciosas, ni una marca, y según vas cumpliendo años, te van saliendo varices. ¿Por qué se producen? ¿Las tienen también los hombres?

Las varices son venas superficiales dilatadas. Se producen fundamentalmente en las venas de las piernas.

Se desconoce la causa por la que se forman las varices, pero probablemente se deba a una debilidad de las paredes de las venas superficiales, que puede ser hereditaria.

Las varices aparecen de forma mucho más frecuente según van transcurriendo los años, como tú misma nos planteas en tu pregunta. Con el paso del tiempo, las paredes debilitadas de las venas pierden su elasticidad, se hacen más anchas y más largas, pero como tienen que caber en el mismo espacio, se pliegan y adoptan formas tortuosas. Al ensancharse, las válvulas que llevan en su interior para regular el flujo y favorecer el retorno venoso, al quedar separadas no sirven para nada, lo que da lugar a la insuficiencia vascular periférica.

Esto, aparte de constituir un importante problema estético, provoca dolor y cansancio en las piernas, además de otras molestias, como picores, inflamación, etc.

Los hombres también pueden tener varices, pero sí es cierto que es más frecuente este problema en las mujeres, probablemente por algunos factores hormonales y especialmente durante el embarazo.

Cómo hacer frente a las varices

Tengo 23 años y siempre he estado orgullosa de mis piernas, pero últimamente me están saliendo varices y ya no soy capaz de ponerme minifalda. ¿Por qué me salen varices y qué puedo hacer para evitarlas o conseguir que desaparezcan?

Las varices te pueden empezar a salir por algunos malos hábitos que hayas adquirido. Para combatirlos, vamos a explicarte lo que puedes hacer. Debes evitar permanecer de pie y parada durante mucho tiempo, no estar sentada sin mover las piernas o con las piernas cruzadas una sobre otra, porque todo esto favorece la aparición de varices. Si tu trabajo o tu vida diaria son sedentarios, procura flexionar piernas y tobillos frecuentemente, levantarte y andar. Al final del día, te ayudará a aliviar toda la tumefacción el elevar las piernas unos centímetros por encima del nivel del cuerpo. El ejercicio regular (pasear, montar en bicicleta, nadar) disminuye la presión en las venas y alivia las molestias. El uso de medias de compresión gradual proporciona un alivio inmediato y duradero, al oprimir las varicosidades y mejorar así el retorno venoso. Suelen estar diseñadas de forma que la máxima presión se concentra alrededor de los tobillos y pantorrillas para facilitar el retorno sanguíneo.

Hay otros factores que inciden en la formación de varices y que debes evitar, como el tabaco, el alcohol, el sobrepeso, el sedentarismo, los anticonceptivos y las ropas o complementos que aprieten tu cintura y dificulten la circulación, como los pantalones ceñidos o los cinturones apretados. Seguro que son muchas las cosas que tienes que cambiar para detener el avance de estas antiestéticas compañeras, así que ponte manos a la obra.

Tratamiento para las varices

Tengo sólo 35 años y unas varices casi como las de mi abuela; no quiero pensar cómo tendré las piernas cuando llegue a su edad, por eso mi pregunta es la siguiente: ¿hay algún tratamiento para las varices?

Existen muchos tratamientos para tratar las varices, desde algunos medicamentos y productos de herbolario u homeopatía que mejoran la circulación periférica, hasta la cirugía, cuando ésta es necesaria y las varices pueden causar complicaciones. Para las pequeñas varices o arañas vasculares, existen varios tratamientos, de los que el más utilizado es la esclerosis. Consiste en la inyección de una sustancia química en la luz del vaso dañado, que produce una irritación de la pared vascular, lo colapsa, se convierte en un cordón que se reabsorbe, y desaparece así la variz.

Este tratamiento requiere mucha paciencia por parte del paciente y del médico, puesto que, para no interferir en la vida cotidiana o laboral del enfermo varicoso, debe hacerse en varias sesiones. Tiene el inconveniente de que en algunas ocasiones deja unas manchas que desaparecen con el tiempo. Hay otros métodos para el tratamiento de este tipo de varices, como la mesoterapia —un tratamiento con láser que tiene la desventaja de que deja pequeñas cicatrices—, la electrocoagulación —algo más dolorosa—, la criocoagulación, o la crioesclerosis —estas dos últimas emplean el frío como base del tratamiento—.

Las varices de mediano tamaño, o varices reticulares, pueden ser esclerosadas o intervenidas con una técnica quirúrgica llamada flebectomía ambulatoria, que consiste en la extirpación de las mismas a través de mínimas incisiones y bajo anestesia local. Actualmente, quizás este último sea el tratamiento más adecuado, puesto que la esclerosis en estos casos acarrea mayores complicaciones.

Para las varices gruesas o varices tronculares no hay mejor tratamiento que la extirpación quirúrgica, la cual puede hacerse de forma ambulatoria y bajo anestesia local. Habitualmente se combina la extirpación de las varices por medio de mínimas incisiones, la extracción de los troncos varicosos dañados, y la esclerosis de pequeños vasos.

Complicaciones derivadas de las varices

Tengo varices en las piernas y la verdad es que la estética me da un poco igual, porque yo nunca voy enseñando las piernas, pero me preocupa algo. ¿Pueden ser perjudiciales para la salud?

Las varices pueden llegar a causar otros problemas además de los meramente estéticos: desde dolor, picor y cansancio en las piernas, hasta algunas complicaciones más delicadas, como pueden ser dermatitis (lesiones en la piel), flebitis (lesiones en las venas sobre las que se asientan) o hemorragias.

Cuando se produce la dermatitis, se forman unas lesiones escamosas que producen intenso picor. Con frecuencia, aparecen lesiones de rascado y una pequeña herida sin importancia aparente, pero que puede convertirse en una úlcera varicosa de difícil curación. Cuando una variz se complica en flebitis, se puede inflamar la vena y dar lugar a la formación de un trombo en su interior. Estas flebitis, por lo general, son dolorosas pero no graves. Como la piel que cubre las varices suele ser delgada, también es posible que se produzcan hemorragias ante estímulos tan habituales como el rascado o la depilación.

Ya ves que las complicaciones van más allá de la mera estética, por lo que debes cuidarlas y tratarlas según el grado en que las padezcas. Consulta con tu médico y él hará un seguimiento de tu problema para determinar el tratamiento necesario.

Importancia de la alimentación y el sobrepeso en las varices

Mi madre y mi abuela tienen varices, y además las de mi abuela son enormes. Las dos tienen sobrepeso, y el médico les ha dicho que ésa es la causa. ¿Cómo puedo evitar que me salgan a mí? ¿Se puede evitar su aparición con una dieta adecuada?

La alimentación no está directamente relacionada con la aparición de las varices; sin embargo, sí incide en su formación el sobrepeso, como ya les ha explicado el médico a tu madre y a tu abuela.

Para evitar el sobrepeso y la obesidad, que probablemente es algo a lo que tienes cierta tendencia dados tus antecedentes, debes consumir una dieta equilibrada y baja en calorías, pero en la que no falte ningún nutriente esencial. No significa comer poco, sino comer bien e ingerir alimentos que no te engorden. Es recomendable una dieta rica en frutas, verduras y hortalizas, ya que proporcionan los antioxidantes y principios activos necesarios para garantizar un buen aporte de oxígeno, vitaminas y minerales a tu organismo. También has de tomar legumbres y cereales, fundamentalmente integrales, ya que la fibra que contienen combate el estreñimiento, muy relacionado con el sobrepeso. Es importante que consumas proteínas, sobre todo las del pescado, ricas en ácidos grasos omega-3 y omega-6, que tienen un beneficioso efecto antiinflamatorio y preservan la salud y el bienestar de tus venas y arterias, pues previenen la formación de placas de ateroma en su interior. Restringe el consumo de hidratos de carbono y evita los azúcares refinados.

No debes abusar de la sal, ya que retiene líquidos y puede producir edemas en personas con mala circulación.

CORAZÓN, ENFERMEDADES RELACIONADAS CON

Como se dice en el título, aquí se intentan agrupar todas las patologías relacionadas con el sistema circulatorio, tanto las que conllevan problemas en el cerebro como aquellas relacionadas con el corazón.

ENFERMEDADES CEREBROVASCULARES

Accidente cerebro-vascular

¿A qué se le llama accidente cerebro-vascular?

Mi tío ha sufrido un accidente cerebro-vascular y me gustaría saber qué es exactamente, si es lo mismo que un ictus y por qué se produce.

Bajo el nombre de accidente cerebro-vascular, se engloban varias entidades clínicas que tienen como resultado común el provocar una alteración de la circulación cerebral. Puede referirse a la obstrucción de un vaso sanguíneo en el cerebro por un colapso, con la interrupción del riego sanguíneo cerebral (infarto cerebral); a la rotura de un vaso, también en el cerebro, que da lugar a una hemorragia cerebral; o a la obstrucción de un vaso por un trombo formado en el mismo lugar (trombosis cerebral) o formado a distancia de la lesión y alojado a ese nivel (embolia cerebral). A causa de la interrupción brusca del flujo cerebral, se produce una pérdida súbita, transitoria o definitiva, de funciones neurológicas vitales tales como: la capacidad de mover las extremidades, una pérdida de sensibilidad, alteraciones de la visión, del lenguaje, de la coordinación, o del equilibrio. A menudo se asocian otros síntomas como cefalea intensa de aparición brusca, confusión o desorientación.

El accidente cerebro-vascular puede ser denominado con todos los nombres a los que hemos hecho referencia y que especifican la causa que los produce, y también puede llamarse ictus cerebral.

Síntomas de un accidente cerebro-vascular

¿Cuáles son los síntomas que nos pueden poner en la pista de que se está sufriendo un accidente cerebro-vascular?

Los síntomas de un accidente cerebro-vascular agudo pueden ser muy diferentes, ya que las estructuras a las que afectan varían según la localización de la lesión. Como síntomas más generales se pueden manifestar desorientación, dolor de cabeza, confusión, cansancio intenso y signos de focalidad neurológica —la desviación de la comisura bucal hacia un lado o la pérdida de fuerza, de sensibilidad o de movilidad en los miembros, de forma unilateral—.

Sin embargo hay pacientes que presentan síntomas menos frecuentes: la pérdida de visión, visión doble, irritabilidad, incapacidad para leer, escribir o entender algo que se les dice o para reconocer un objeto o un lugar de uso habitual, e incluso pérdida de la capacidad de expresarse, de hablar o de comunicarse, aun cuando comprenden perfectamente todo lo que oyen. Por lo general permanecen conscientes, y es muy alarmante para ellos y para la familia el que una parte de su cuerpo no responda. Es como si se produjera un cortocircuito y aunque ellos intentan mandar una orden a una parte determinada de su organismo, ésta no llega a su destino.

Ante cualquiera de estos síntomas que aparecen de forma súbita, es muy importante consultar urgentemente con un médico y trasladar al paciente a un centro hospitalario, para establecer rápidamente el tratamiento preciso y evitar las posibles secuelas.

Aneurisma

¿Qué es un aneurisma?

Mi abuelo sufre de hipertensión y arterioesclerosis y su cardiólogo nos ha dicho que quiere hacerle un estudio completo, porque sospecha que pueda padecer alguna enfermedad cardiaca, como un aneurisma, y no sabemos en qué consiste.

Un aneurisma es una dilatación en la pared de una arteria. La dilatación se produce, generalmente, en una zona débil de la pared del vaso. Este problema adquiere especial importancia si afecta a un vaso dentro del cerebro —ya que su rotura podría ocasionar una hemorragia cerebral—, o si afecta a uno de los grandes vasos del cuerpo como las arterias. Vamos a referirnos precisamente a los aneurismas de aorta, porque es posible que sea ése el que padece tu abuelo.

La arteria aorta es la arteria principal y más gruesa del organismo. A través de ella se distribuye toda la sangre que sale del corazón por el resto del cuerpo, excepto hacia los pulmones. Uno de los problemas que pueden darse en este gran vaso sanguíneo es la formación de un aneurisma, con el consiguiente riesgo de rotura que la debilitación de su pared conlleva.

Los aneurismas son mucho más frecuentes en la región abdominal (hasta un 75% se originan en esta zona), pero tampoco es extraño que aparezcan en cualquier otra parte del recorrido de la aorta.

La arterioesclerosis constituye uno de los agentes desencadenantes de esta patología —ya que los vasos de las personas que padecen esta enfermedad son menos elásticos y más débiles—, pero existen otros factores de riesgo, como el hábito tabáquico, la hipertensión arterial, los traumatismos, y enfermedades no tan comunes, como la sífilis o el síndrome de Marfan.

Por todo esto es muy importante que tu abuelo se someta al estudio que quiere realizarle su cardiólogo para conocer el estado de sus arterias y de su corazón.

Derrame cerebral

El derrame cerebral y sus riesgos

Quisiera saber por qué se produce un derrame cerebral y si se puede hacer algo para reducir su riesgo.

El derrame cerebral o hemorragia cerebral es un tipo de ictus que se produce por la rotura y el sangrado de un vaso en el cerebro. Suele comenzar como un fuerte dolor de cabeza, de aparición súbita, al que siguen la pérdida progresiva de algunas funciones neurológicas, debilidad, parálisis de un lado del cuerpo, pérdida del habla o de la visión y confusión. Con frecuencia pueden producirse vómitos, convulsiones o pérdida de conciencia.

Los principales factores de riesgo en la aparición de un derrame cerebral son, sin duda alguna, la hipertensión y la arterioesclerosis.

Para reducir el riesgo de estas dos enfermedades, es fundamental tener hábitos saludables y abstenerse del consumo de tabaco y alcohol, mantenerse en el peso ideal y llevar una dieta sana que evite el exceso de grasas en la sangre, moderar el consumo de sal y cuidar las arterias a lo largo de toda la vida, antes de que éstas se vean dañadas irreversiblemente.

Derrame cerebral y la edad

A la profesora de mi hija —no sé la edad que tiene, pero es joven—, le acaba de dar un derrame cerebral. ¿Puede producirse un derrame cerebral a cualquier edad?

Sí. Una hemorragia o derrame cerebral puede tener lugar a cualquier edad, si bien es más frecuente en personas mayores, cuyos vasos sanguíneos se encuentran deteriorados por el paso del tiempo y, en muchos casos, en personas que llevan una vida poco saludable. Es posible que la profesora de tu hija tuviera alguna malformación congénita vascular que ni siquiera conociera, como un aneurisma cerebral. Esto debilita la pared del vaso hasta el punto de que un estímulo cotidiano, un esfuerzo o una simple subida de la tensión arterial por estrés o por una emoción pueden conseguir que se rompa y se produzca por tanto un derrame cerebral.

Hay algunos tipos de medicamentos —como los anticonceptivos orales o algunos vasoconstrictores que se usan de forma cotidiana asociados a ciertos antigripales— capaces de incrementar el riesgo de padecer problemas cerebro-vasculares.

Rehabilitación después de un infarto cerebral

A mi padre le acaba de dar un infarto cerebral. Poco a poco se va recuperando, aunque nos han dicho que le llevará tiempo volver a encontrarse como antes y que es de gran importancia la rehabilitación. Después de haber sufrido este derrame, ¿por qué es tan importante la rehabilitación?, ¿hay posibilidades de que vuelva a sufrir otro?

La rehabilitación es vital en una persona que ha sufrido un derrame cerebral, porque hay una zona en su cerebro que ha quedado sin riego y está muerta. Esa zona infartada, sin aporte sanguíneo, no va a recuperarse nunca más, porque las células cerebrales no se regeneran. Sin embargo, con la rehabilitación se puede conseguir que las funciones que desempeñaba esa área dañada puedan ser aprendidas y asumidas por otras partes intactas de la corteza cerebral.

El riesgo de sufrir otro evento semejante es alto en las primeras 72 horas; por suerte, en el caso de tu padre, ya han pasado. En cuanto al futuro, es difícil de predecir; habrá que estudiar las posibles causas, factores de riesgo y enfermedades asociadas que le han llevado a padecer este episodio. Una vez conocidas, tendrá que seguir el tratamiento necesario para controlarlas, así como hacer una vida más sana y tranquila que la que —seguro— ha llevado hasta ahora... Tendrá que cuidarse, y si lo hace, es poco probable que vuelva a sucederle algo parecido, pero en estos momentos lo que necesita es todo vuestro apoyo para poder volver a una vida normal.

Embolia cerebral

Diferencia entre embolia y derrame y sus consecuencias

¿Qué diferencia hay entre embolia y derrame? ¿Las consecuencias son las mismas?

Ambas entidades clínicas se encuadran dentro del grupo de los accidentes cerebro-vasculares o ictus.

La única diferencia entre ellas es la causa que produce la falta de riego en una zona del cerebro. Mientras en el derrame cerebral la falta de riego se debe a un sangrado por la lesión o rotura de un vaso, en la embolia cerebral el flujo se detiene o se ve alterado por la presencia de un émbolo que obstruye el vaso e impide el aporte de sangre a una zona del cerebro. Los émbolos pueden ser pequeñas placas de ateroma, coágulos de sangre o fragmentos de grasa que se desprenden de la pared de una arteria y que viajan por el torrente sanguíneo hasta detenerse allí donde el calibre del vaso es más pequeño o está obstruido.

Tanto las manifestaciones clínicas como las consecuencias son las mismas: provocan que una zona del cerebro se quede sin riego, y, en consecuencia, la muerte del tejido afectado por falta de oxígeno.

Difieren en el tratamiento: si en la embolia han de usarse anticoagulantes para vencer la obstrucción, en la hemorragia están contraindicados —empeorarían la situación y harían más grande el sangrado—.

Trombosis

Significado de trombosis cerebral

Cuando se dice que alguien ha sufrido una trombosis cerebral, ¿en realidad, a qué se refieren?

Una trombosis cerebral es la interrupción del riego sanguíneo en una zona del cerebro por la formación de un trombo en una de las arterias que irriga este órgano.

La acumulación de plaquetas —células encargadas de la coagulación sanguínea—, que forman un coágulo cuando un vaso está dañado, pueden dar lugar a un trombo si se desprenden de la zona donde están actuando. También se pueden formar trombos de ateroma si se desprende parte de una placa de esta sustancia. Estos trombos producen la obstrucción transitoria o permanente de un vaso, con la consiguiente repercusión circulatoria en una zona del cerebro más o menos extensa, según sea el calibre del vaso que obstruyen.

Si la obstrucción es transitoria, el resultado es un accidente isquémico transitorio. Si es permanente, tiene lugar un infarto cerebral, que trae consigo la destrucción del tejido al que afecta y la pérdida de las funciones neurológicas de la región destruida o dañada.

Actuación después de una trombosis

Mi padre tiene 72 años y hace un año tuvo una trombosis cerebral. La recuperación está resultando muy lenta. ¿Cómo hay que actuar después de haber sufrido una trombosis?

Después de haber sufrido una trombosis cerebral, las posibilidades de recuperación varían en cada paciente según la zona donde se ha producido la lesión. La única forma de recuperar las funciones dañadas es la rehabilitación, y aunque se pueden obtener resultados muy satisfactorios, el proceso se torna muy lento y tedioso para el paciente. Sólo se premian el esfuerzo y la constancia de estos enfermos, que tras muchos meses de ejercicios rehabilitadores, llegan a conseguir que otras partes del cerebro asuman las funciones neurológicas perdidas.

La recuperación es un largo proceso en el que el paciente debe aprender de nuevo, como un niño que no sabe andar y tiene que dar sus primeros pasos... Va despacio pero avanza, y eso supone un enorme esfuerzo por parte del enfermo que hay que valorar y reconocer.

Además de estos ejercicios de rehabilitación, hay que eliminar en el paciente que ha sufrido el proceso cerebro-vascular todos los factores de riesgo que pudieron llevarle a padecerlo y someterlo a una vigilancia rigurosa: control de la tensión arterial, control de cifras de colesterol y glucosa elevadas, abstención del consumo de tabaco y control del estrés y la ansiedad.

ENFERMEDADES CORONARIAS

Generalidades

¿Qué se entiende por enfermedad coronaria?

El médico nos ha dicho que debemos tener cuidado con el abuelo porque es un enfermo coronario. Yo sé que no tiene muy bien el corazón, pero ¿qué se entiende por enfermedad coronaria?

Por enfermedad coronaria se entiende toda enfermedad que afecta al corazón. Son muchas las patologías que se pueden incluir dentro de este amplio epígrafe, desde la insuficiencia cardiaca —tan frecuente en las personas mayores—, hasta el infarto agudo de miocardio, la angina de pecho, las valvulopatías cardiacas, la hipertensión, la hipertrofia del corazón o su aumento de tamaño, las arritmias cardiacas (bloqueos, taquicardia, bradicardia, fibrilación), las enfermedades del miocardio o músculo cardiaco, las alteraciones de las arterias coronarias que irrigan el corazón, la implantación de un marcapasos, y un larguísimo etcétera.

Tu abuelo puede padecer cualquiera de estas enfermedades y, por tanto, ser considerado como un enfermo coronario, lo cual quiere decir que debe cuidarse mucho —tanto sus hábitos, como su alimentación— y practicar determinadas actividades que favorezcan el correcto funcionamiento de un músculo tan vital como el corazón. Vuestra misión es ayudarle a hacerlo con cariño y dedicación.

Angina de pecho

Diferencia entre infarto y angina de pecho

Hace unos meses, en la comunión de una sobrina, mi marido nos dio un gran susto porque empezó a quejarse de que le dolían el pecho y el brazo izquierdo. Todos pensamos que estaba sufriendo un ataque al corazón y le llevamos a urgencias. Allí nos dijeron que había si-

do una angina de pecho. ¿No es lo mismo una angina de pecho que un infarto?

No es exactamente lo mismo, aunque son dos episodios cardiacos muy parecidos y, sobre todo, muy relacionados entre sí.

La angina de pecho y el infarto agudo de miocardio son dos enfermedades que consisten en la interrupción del aporte de sangre a una zona del músculo cardiaco. La diferencia fundamental entre ellas reside en que, en la angina, la falta de riego es transitoria, y no llega a lesionar el corazón porque se restablece el flujo sanguíneo antes de que haya daño tisular; por el contrario, en el infarto agudo de miocardio, la falta de aporte de sangre es permanente, hasta el punto de que la zona afectada se muere, se necrosa por la falta de oxígeno, y ello ocasiona un daño irreversible en la porción del músculo cardiaco afectada. Se puede decir que la angina es un proceso más leve, pero que debe ser controlado rigurosamente para que no desemboque en un infarto agudo de miocardio.

La angina es un dolor torácico transitorio que se produce porque el músculo cardiaco no recibe un aporte suficiente de oxígeno. Los esfuerzos físicos, la excitación y otros muchos factores aumentan la actividad del corazón que, por tanto, necesita un mayor aporte de oxígeno. El hecho de que a tu marido le ocurriera esto en la comunión de tu sobrina puede guardar relación con la emoción que sintiera en ese momento, aunque es muy probable que ya tuviera una enfermedad de base, como una pequeña obstrucción de las arterias coronarias, una anemia, una alteración valvular, o cualquier otra que muy probablemente el médico ya habrá determinado.

Arterioesclerosis y ateroesclerosis

¿Significa lo mismo arterioesclerosis que ateroesclerosis?

Tengo una curiosidad, porque escucho y leo mucho sobre temas médicos, ya que me parecen de enorme interés, y he visto dos palabras que utilizan indistintamente. Quería preguntaros: ¿Es lo mismo arterioesclerosis que ateroesclerosis? ¿Por qué se produce esta enfermedad?

Son dos términos que definen la misma enfermedad. Los analizaremos por separado para demostrarte que se refieren al mismo hecho.

Arterioesclerosis significa esclerosis u obstrucción de una arteria. La causa principal de obstrucción de una arteria es la acumulación de placas de ateroma en sus paredes. Ateroesclerosis es la obstrucción que se produce por las placas de ateroma, y ésta tiene lugar exclusivamente en los vasos sanguíneos. Como verás, ambos términos se refieren a la misma enfermedad.

La explicación de las causas de esta patología tenemos que buscarla en algunos factores microscópicos de gran interés. La ateroesclerosis comienza cuando los monocitos —un tipo de células que sirven para la defensa del organismo ante agresiones e infecciones—, que se hallan en el torrente circulatorio, se introducen en el interior de la pared arterial y se transforman en células que acumulan tanto materia grasa como células destruidas y sustancias de desecho, precisamente para retirarlas de la circulación. Este proceso da lugar a un engrosamiento en algunas zonas (placas) del revestimiento interno de la pared arterial.

Las placas de ateroma pueden aparecer en cualquier arteria —de tamaño grande o pequeño—, pero son más frecuentes en las zonas en que las arterias se bifurcan o se ramifican, porque ahí el flujo de sangre es más turbulento.

Las arterias afectadas por las placas de ateroma pierden su elasticidad y, a medida que las placas crecen, se hacen más estrechas y más frágiles, lo que hace que puedan romperse con cierta facilidad.

Factores de riesgo que conducen a una arterioesclerosis

Últimamente se oye hablar por todos lados de la arterioesclerosis. ¿Por qué la padece tanta gente?, ¿qué factores de riesgo propician esta enfermedad?

La arterioesclerosis es una enfermedad muy extendida; de hecho, en la mayoría de los países occidentales es la enfermedad más frecuente y la causa principal de muerte —ocasiona el doble de muertes que el cáncer y hasta diez veces más que los accidentes—.

Hay una serie de factores de riesgo que pueden incrementar la probabilidad de desarrollar aterosclerosis. Son los siguientes: la hipertensión arterial, los valores elevados de colesterol mantenidos en el tiempo, el tabaquismo, la diabetes, la obesidad, la falta de ejercicio y la edad avanzada. También los antecedentes familiares aumentan el riesgo de padecerla. Suelen ser más los varones afectados por esta enfermedad que las mujeres, aunque después de la menopausia el riesgo prácticamente igualan en número a los hombres, pues carecen de la protección que les ofrecían los estrógenos.

Como verás, los factores de riesgo son muchos, muy variados, y —por desgracia— cada vez más frecuentes en los países desarrollados. Es fundamental tratar de evitarlos desde la juventud.

Ateroma

¿Qué es un ateroma?

A mi padre le han hecho una prueba que se llama eco-doppler *y el informe revela que tiene placas de ateroma. Quisiera saber qué es el ateroma.*

Un ateroma es una placa, formada fundamentalmente por colesterol y otras grasas presentes en la sangre, que puede aparecer en cualquiera de nuestras arterias. La abundancia de estas placas en el árbol circulatorio da lugar a una enfermedad conocida como arterioesclerosis. El peligro reside en que una placa de ateroma puede ser la responsable de una trombosis o una embolia, si se desprende del lugar donde se encuentra anclada.

Las personas que tienen el colesterol elevado —por encima de 200 mg/dl— durante bastante tiempo, así como también las lipoproteínas de baja densidad o LDL —que es lo que popularmente se conoce como colesterol malo y que debe encontrarse por debajo de 150 mg/dl—, son más propensas a que se les formen estas placas en sus arterias.

Los ateromas no suelen manifestarse a través de síntoma alguno; cuando los síntomas aparecen es porque se ha producido una complicación —habitualmente una trombosis o una embolia—.

El tabaco, la hipertensión, la diabetes y la obesidad son factores que favorecen la aparición de las placas de ateroma, y por tanto, la aparición de arterioesclerosis.

'By-pass'

¿Qué tipo de operación es un 'by-pass'?

Mi abuela tiene muchos problemas cardiacos y circulatorios. El cardiólogo nos ha dicho que quizás tenga que someterse a una operación llamada by-pass. *Cuando te hacen un* by-pass, *¿de qué tipo de intervención quirúrgica estamos hablando? ¿Es peligrosa?*

La traducción al castellano del término *by-pass* es «puente», por lo tanto lo que se trata de hacer con esta intervención es *puentear* una obstrucción que existe en una arteria. Esta técnica se utiliza fun-

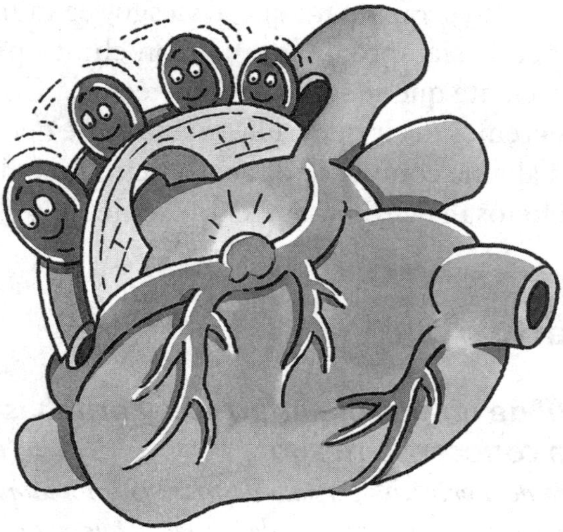

damentalmente en personas que padecen la obstrucción de una de las arterias coronarias, que son las que irrigan el músculo cardiaco, y que, por ese motivo, corren el peligro de padecer un infarto agudo de miocardio.

Para la realización del *by-pass* se utilizan fragmentos de arterias del propio enfermo, que se extraen de otras zonas donde no son imprescindibles, o bien se implanta material sintético que desempeña la misma función. El objetivo es permitir el paso de la sangre, sin necesidad de que ésta atraviese la zona dañada y favorecer así la llegada del oxígeno y de los nutrientes necesarios para el correcto funcionamiento del tejido que irrigan.

En cuanto al riesgo que entraña este tipo de intervenciones, hay que partir de la base de que toda operación puede complicarse. Sin embargo, en la actualidad, esta técnica está lo suficientemente desarrollada como para que el riesgo sea mínimo, y depende siempre de la situación clínica previa del paciente que se somete a esta técnica. Con esto queremos decir que nadie está libre de que aparezca alguna complicación, pero siempre será más beneficiosa la cirugía que el no someterse a ella.

Infarto

Perfil de un posible infartado y pruebas para conocer su riesgo

Acaba de morir una persona bastante joven a la que conocía, a causa de un infarto y la verdad es que cuando ocurre una desgracia así recapacitas y procuras cuidarte un poco más. ¿Cómo puedo saber si puedo yo padecer un infarto?, ¿qué pruebas hay que hacerse para saber que uno tiene riesgos de sufrir un infarto de corazón o cerebral?

Como norma —y si no formas parte del grupo de población más expuesto a problemas cardiacos por ser fumador, ser bebedor, tener el colesterol alto, ser hipertenso, ser obeso, o llevar una vida sedentaria—, debes realizarte un chequeo anual a partir de los 40 años.

En dicho chequeo lo habitual es realizar una historia clínica detallada, una radiografía de tórax, un análisis de sangre y de orina completos, un electrocardiograma y una toma de tensión. A partir de aquí y en función de los resultados, tu médico podrá requerir otro tipo de pruebas como: ecocardiograma, pruebas de esfuerzo o incluso contrastes coronarios. Todo ello va encaminado a descartar lesiones que puedan producir en un futuro un infarto agudo de miocardio.

Independientemente del estudio antes detallado, los hábitos de vida saludables te ayudarán sin duda a prevenir enfermedades cardiacas y vasculares. Ponte en marcha, abandona el tabaco y el alcohol y camina todos los días una hora ya que serán factores que jueguen a tu favor para tener un corazón sano.

Tipo de vida tras un infarto

Mi abuelo siempre ha tenido una salud de hierro y nunca ha necesitado ir al médico, pero hace un par de meses sufrió un infarto. Él quiere seguir haciendo su vida normal: sus paseos, su buena comida y su vino para comer. Después de este infarto, ¿qué tipo de vida hay que seguir?, ¿puede hacer deporte?

Antes de darte los consejos que creemos oportunos, te felicitamos por preocuparte por la salud de tu abuelo. Ello demuestra el buen corazón que tienes y el amor que profesas hacia tus mayores.

Si tu abuelo ha sido dado de alta sin ningún tipo de restricción y sigue el tratamiento médico y las revisiones periódicas al pie de la letra, no hay ningún inconveniente en que realice deporte y te diríamos que el caminar a ritmo rápido una hora al día es sin duda el mejor deporte que puede hacer. Si desea practicar cualquier otro tipo de ejercicio, debéis consultárselo al cardiólogo que trate su caso, porque es quien mejor conoce el estado del corazón de tu abuelo.

El haber sufrido un infarto agudo de miocardio no significa que tenga que renunciar a una vida activa, sino todo lo contrario: debe hacerla, ya que si no fuera así, puede sumirse en una depresión. En lo referente a la alimentación, es importante que restrinja el consumo de sal y que siga una dieta mediterránea, también conocida como dieta cardiosaludable. En esta dieta se contempla la posibilidad de una copa de vino tinto en comida y cena; tu abuelo no tiene por qué renunciar a esa escasa cantidad de alcohol en sus comidas.

Cómo enfrentarse a un infarto

¿Cómo hay que actuar ante una persona que pueda estar sufriendo un infarto?

Esta pregunta que nos haces es muy interesante, pues todos deberíamos saber cómo actuar en situaciones de emergencia como la que nos planteas.

Ante una persona que sufre fuerte dolor en el pecho, mareos, vómitos, sudoración, dolor de tripa o en el brazo izquierdo y que éste se vaya hacia la mandíbula, lo primero que tenemos que hacer es tumbarle y ponerle en la llamada posición de seguridad —que consiste en situarle en decúbito lateral para facilitarle la llegada de aire—, desabrocharle el cinturón o la falda y no atosigarle.

Si la persona está consciente, es fundamental que se le pregunte si es hipertenso, si ha sufrido algún accidente cerebro-vascular, si ha tenido problemas de corazón o si es diabético. Conocer estos datos servirá de gran ayuda para que el servicio que se desplace a atender al paciente lo haga con toda la información posible y vayan preparados.

Si no existe la posibilidad de una asistencia médica rápida y hay que realizar el traslado del infartado en un coche particular, no se debe dudar en hacerlo ya que de esa iniciativa puede depender la vida del enfermo.

Las investigaciones demuestran que cuanto menos tiempo transcurra desde que comienza el infarto agudo de miocardio hasta que se llega a un centro hospitalario, mayor es la probabilidad de supervivencia del afectado.

Tabaco

Tabaco y sistema circulatorio

¿Es verdad que el tabaco influye de manera negativa en nuestro sistema circulatorio?

Es uno de los mayores enemigos de las arterias y del corazón. Se han descubierto muchísimos componentes nocivos del tabaco que dañan sobremanera el aparato cardiocirculatorio. Se produce una falta de oxigenación, no sólo en los tejidos sino también en las propias arterias. Al mismo tiempo, daña la pared vascular y favorece la aparición de placas de ateroma responsables de flebitis, tromboflebitis y en última instancia, de los accidentes cerebro-vasculares, del infarto y la angina de pecho.

Esperamos que con estos datos que te hemos dado, seas consciente de lo perjudicial que es fumar, tanto para ti como para todos los que te rodean, ya que se ha demostrado que el fumador pasivo sufre los mismos problemas que el fumador activo.

Siempre es posible dejar de fumar, si te lo planteas seriamente y tienes el firme propósito de hacerlo. En la actualidad existen tratamientos médicos además de la psicoterapia, efectivos en un porcentaje muy alto de los casos y que incluso evitan la recaída a corto plazo.

D

DESMAYOS

Los desmayos, pérdidas de conciencia o síncopes no son una enfermedad, sino un síntoma de que algo va mal y que produce una disminución transitoria del flujo sanguíneo al cerebro. A veces resultan alarmantes, pues producen una breve pérdida del conocimiento —no superior a un minuto— que puede hacer caer a la persona que lo sufre.

GENERALIDADES

Prevención de un desmayo

¿Se puede prevenir un desmayo?

El desmayo se puede producir por diversas circunstancias, por lo tanto el evitarlo dependerá del motivo que lo cause. Ahora bien, una vez dicho esto, debes saber que hay motivos que sí se pueden prevenir, como el de la tensión baja. Si es éste tu caso, atiende a las siguientes recomendaciones: toma alimentos ricos en sal, ingiere bebidas de cola, toma café o té, reparte tu alimentación en cuatro o cinco tomas en vez de tres, bebe dos litros de agua al día, sobre todo si es verano y hace mucho calor. No te incorpores de forma repentina y brusca cuando te levantes de la cama o cuando estés sentado.

En la actualidad no se utilizan medicamentos para elevar la tensión arterial, porque se considera que una tensión ligeramente baja es un auténtico seguro de vida.

Si sufres alguna lipotimia o desmayo, consúltaselo a tu médico, pues hay enfermedades que se manifiestan con una pérdida de conocimiento.

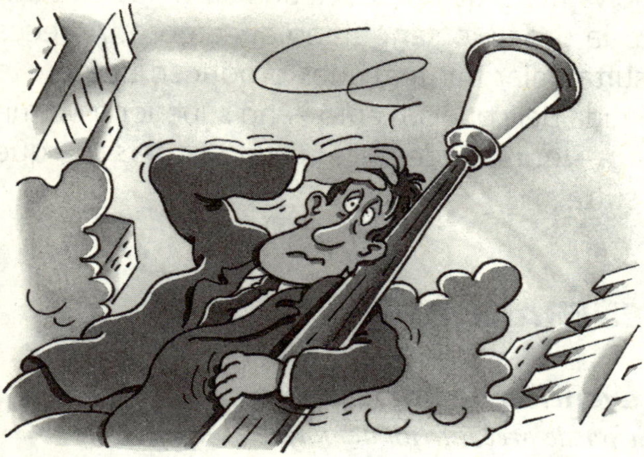

Ver lucecitas y desmayarse. ¿Debemos preocuparnos?

Desde hace tres años me pasa que a veces empiezo a ver como lucecitas y en cuestión de segundos pierdo el conocimiento y me desmayo. ¿Por qué se puede producir un desmayo y cuándo debe preocuparnos?

Se entiende por desmayo una pérdida inmediata y breve del conocimiento. Se produce porque al cerebro le dejan de llegar oxígeno y otros nutrientes absolutamente necesarios para su buen funcionamiento. Variadas son las circunstancias que impiden la llegada adecuada de flujo sanguíneo al cerebro, entre las que se encuentran: tensión baja, ritmo acelerado o lento del corazón, deshidratación, hemorragias, estados de ansiedad, dolor intenso en cualquier parte del cuerpo, enfermedades del aparato digestivo, enfermedades endocrinas como la diabetes, anemias o situaciones en las que la respiración está acelerada, etc.

Como verás, son muchos los factores que pueden producir un desmayo. El consejo que te damos es que acudas a tu médico de familia para que analice tu caso, te ponga tratamiento o te remita al especialista adecuado.

No lo dejes, ya que una vez realizado el diagnóstico y con la medicación apropiada desaparecerán esos síntomas que tanto te preocupan.

¿Cómo se debe actuar ante un desmayo?

El otro día en el autobús se mareó una señora y nadie sabía cómo actuar. ¿Qué se debe hacer cuando alguien se desmaya?

Lo fundamental ante una situación de emergencia es no perder la calma y mantenerse tranquilo. Si una persona ha sufrido un desmayo, debes tumbarla boca arriba, en la posición que se denomina decúbito supino, ponerle debajo de las pantorrillas algo como una chaqueta, almohada, almohadón o manta doblada, que sirva para mantener elevadas las piernas y así facilitar la llegada de sangre al cerebro.

Evita que se forme un corrillo alrededor del paciente, ya que si esto sucede, disminuye la entrada de oxígeno en su cerebro y por lo tanto se retrasa la recuperación. Desabrocha cinturones, faldas, blusas y cualquier otra prenda que oprima el cuello o abdomen de quien ha sufrido el desmayo. Si una vez realizadas estas maniobras la persona no se recupera en unos pocos minutos, debe ser trasladada a un centro hospitalario, o esperar la llegada del servicio de urgencia tras la llamada telefónica oportuna.

Aprender la técnica de atención inmediata es una de las mejores medidas que se pueden adoptar para saber cómo comportarse en situaciones de emergencia.

DIABETES

Casi dos millones de españoles sufren diabetes, una enfermedad metabólica de carácter crónico que se origina o bien porque el páncreas no produce la suficiente insulina que necesita el organismo, o bien porque las células del cuerpo impiden que desempeñe correctamente su función de absorber la glucosa.

GENERALIDADES

¿Por qué se produce la diabetes y cuáles son sus tipos?

Mi hermano tiene 27 años y hace tres meses pasó una gripe. No acababa de reponerse, estaba muy cansado, tenía la boca muy seca y orinaba muchísimo. El médico le decía que era del tratamiento, hasta que no aguantó más y se fue a urgencias. Le hicieron la prueba del azúcar y tenía 488 mg/dl. Desde entonces es diabético, me gustaría saber por qué se produce la diabetes y si existen diferentes tipos de diabetes.

La diabetes es una enfermedad crónica que se debe a una alteración en la secreción de la hormona denominada insulina. Por la edad de tu hermano, la diabetes que padece es la de tipo I o diabetes infanto-juvenil, que antes se denominaba diabetes insulino-dependiente. No se conocen exactamente los mecanismos que dan lugar a este tipo de diabetes, pero suele venir determinada por un componente posiblemente hereditario, aunque en su origen a menudo el agente desencadenante es una agresión exterior, generalmente una infección vírica.

En el caso de tu hermano, muy probablemente influyó la herencia genética, si bien se podría considerar la gripe como el factor que desencadenó la diabetes.

El otro tipo de diabetes que existe, para terminar de responder a tu pregunta, es la de tipo II o diabetes del anciano, que antes se llamaba diabetes mellitus no insulino-dependiente. Es más frecuente en personas mayores de 40 años y aunque también tiene un componente hereditario importante, hay otra serie de factores —la obesidad, el estrés, el sedentarismo o el uso de algunos medicamentos sin el control médico adecuado (hormonas, corticoides, etc.)— que determinan su aparición y que pueden evitarse llevando una vida saludable.

Síntomas de una diabetes

Tengo varios antecedentes de diabetes en mi familia: dos tíos, una prima, mi abuelo y mi padre. Yo me hago controles periódicamente y son normales, pero me preocupan mis hijos. ¿Ante qué síntomas debo estar alerta y preocuparme por la posibilidad de que puedan padecer diabetes?

La diabetes puede presentarse de diferentes maneras, pero hay cinco síntomas determinantes que si se manifiestan a la vez constituyen un dato muy fiable de la presencia de esta enfermedad. Con el fin de explicarte el motivo por el que aparecen, vamos a contarte primero cómo se altera el organismo para que el azúcar se eleve en la sangre:

El páncreas es una glándula que se encuentra situada en el abdomen y que segrega una hormona denominada insulina, la responsable de quemar el azúcar que ingerimos con los alimentos y convertirlo en energía. Lo que ocurre en los diabéticos es que no producen la insulina suficiente y al no quemar el azúcar se elevan sus niveles en sangre y se produce la hiperglucemia. Esta anomalía se traduce en CANSANCIO, el primero de los síntomas característicos.

El exceso de azúcar en sangre se elimina a través de la orina, produciendo un aumento de su cantidad que en los diabéticos es abundante. Éste es el segundo síntoma y lo llamamos POLIURIA.

Como se pierde mucha agua al orinar tanto, el paciente tiene sed constantemente y bebe mucho. Es la POLIDIPSIA, el tercero de los síntomas.

Al perder azúcar por la orina, se pierden también calorías, lo que hace que el organismo busque otras fuentes de energía, para lo cual quema las grasas y da lugar al cuarto síntoma: la PERDIDA DE PESO.

Consecuencia también de la abundante eliminación de azúcar por la orina es que AUMENTA EL APETITO (polifagia, el quinto síntoma), pero cuanto más se come, más sube el nivel de azúcar y se establece un círculo vicioso, ya que el proceso se desencadena de nuevo.

En resumen, los síntomas de la diabetes son: cansancio, poliuria, polidipsia, pérdida de peso y polifagia.

En los niños y en los jóvenes, el comienzo de una diabetes es rápido, con síntomas muy llamativos y muy claros. En los adultos y ancianos, el comienzo es gradual, con síntomas poco ostensibles, y con frecuencia el diagnóstico es casual —a menudo se detecta al hacer un análisis rutinario—.

Cifras de la diabetes

Mi abuela es diabética y mi tío también. Mis cifras de glucosa en el último análisis de sangre eran de 107 mg/dl. ¿A partir de qué cifra se puede considerar que una persona es diabética?

Las cifras normales de glucosa en sangre oscilan entre 70 y 110 mg/dl. Pero para determinar que una persona es diabética no basta con encontrar una cifra algo más elevada. Hay un margen, entre 110-125 mg/dl, que se considera intolerancia a la glucosa. Por encima de 125 mg/dl ya podemos hablar de diabetes. En esos pacientes que registran un índice entre 110-125 es preciso realizar un test de tolerancia oral a la glucosa —con el fin de conocer su respuesta y la posibilidad de desarrollar la enfermedad—, que consiste en administrar 75 gr de azúcar diluidos en 300 ml de agua y hacer una medición de la glucemia a las dos horas; si el resultado es menor de 140 se considera normal, si es mayor de 200 se considera que es diabético. Si las cifras se mueven entre 140-200 mg/dl, se habla de *prediabetes*, o alteración de la glucosa en ayunas. Estos pacientes deben ser vigilados de cerca y llevar unas normas dietéticas para no desarrollar la enfermedad.

Tipo de vida de un diabético

A mi hijo de 12 años le acaban de diagnosticar diabetes. Es la primera persona cercana a mí con esta enfermedad y no sé si un diabético debe seguir un tipo de vida diferente a la del resto de las personas.

No tiene por qué llevar una vida diferente a la del resto de los niños; por el contrario, debe integrarse, ir a la escuela, jugar con sus compañeros, pero para ello es preciso que aprenda a controlar su enfermedad. Es normal que el hecho de que tu hijo sea diabético cause al principio un gran disgusto en la familia, pero la angustia y la confusión han de eliminarse cuanto antes para dar paso al aprendizaje.

Es un error querer aprender todo de golpe: qué debe comer, cuándo debe ponerse la insulina, qué tipo de ejercicio puede realizar, cómo se detectan los posibles problemas que se deriven de la diabetes, etc. Hay que empezar a resolver las dificultades poco a poco, según vayan surgiendo. Ten presente en todo momento que unos buenos cuidados mientras es pequeño y el autocontrol de su enfermedad en cuanto esté capacitado para hacerlo, proporcionará a tu hijo una vida normal y sin limitaciones. Nuestro consejo es que sigas al pie de la letra la información de tu endocrino en lo que al tratamiento se refiere, y que te pongas en contacto con la asociación de diabéticos de tu ciudad para que todos aprendáis a asumir esta enfermedad. Este tipo de asociaciones organiza muchas actividades que os pueden ser de gran utilidad, como cursillos sobre diabetes, grupos de padres para prestarse apoyo mutuo, e incluso colonias de vacaciones que son una forma de ayuda y enseñanza para los chicos diabéticos.

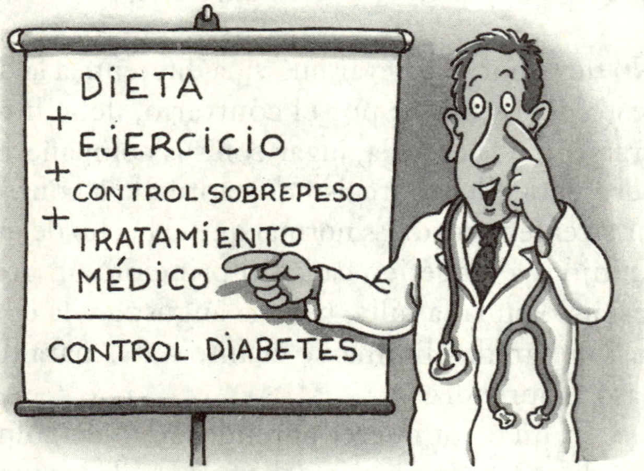

También es importante que los maestros conozcan la enfermedad de tu hijo y sepan cómo actuar si tuviera una bajada de azúcar; además, deben recordarle que tome sus alimentos a la hora precisa y dejarle salir del aula para orinar o beber agua si lo necesita. Asúmelo como algo normal y no sobreprotejas en exceso al niño, eso no le beneficiará.

La diabetes y su autocontrol

Soy diabético desde hace unos años. Me han dado una máquina para que vigile mi glucosa y el médico dice que soy yo mismo quien debe controlar la enfermedad y sólo acudir a la consulta si existe algún problema y, por supuesto, cuando me toca ir a revisión. Yo me siento más seguro si lo hace el especialista, pero éste insiste en que soy yo el responsable de controlar las cifras de glucosa. ¿Es el autocontrol la mejor forma de llevar bien esta enfermedad?

Sin duda alguna, así es. Pero además del autocontrol, nosotros recomendamos autocuidado. Te explicaremos en qué consisten ambos conceptos. El autocuidado es la adopción por parte del diabético de un estilo de vida saludable, que se realiza con relativa facilidad gracias a la existencia de instrumentos y técnicas que le permiten saber en cualquier momento y en cualquier lugar cuáles son sus cifras de glucosa en sangre. Esto es importante porque una persona con diabetes que conoce su enfermedad puede darse cuenta antes que nadie de los síntomas de alerta y así evitar posibles complicaciones. Si el enfermo consigue este nivel de responsabilidad, estará en disposición de ocuparse él mismo de su medicación y su tratamiento y será una persona independiente que podrá llevar una vida normal en todas sus facetas.

El diabético ha de tomar las riendas de su enfermedad, con interés constante y con motivación. Sólo así se consiguen resultados satisfactorios a largo plazo.

Todos los que rodean y quieren a una persona con diabetes, ayudan y contribuyen con su apoyo a controlar su enfermedad, tanto el entorno sanitario (médicos, enfermeras, dietistas), como el entorno social (amigos, vecinos), el entorno laboral (profesores, compañeros de clase, compañeros de trabajo), y desde luego el entorno familiar (padres, hijos, pareja, hermanos).

El diabético es el protagonista, y tendrá que cuidar y controlar su propia enfermedad con esmero.

ALIMENTACIÓN

La diabetes y la alimentación

Me acaban de diagnosticar diabetes tipo I y quisiera saber hasta qué punto es esencial la alimentación en mi vida.

La dieta es, sin duda alguna, el pilar fundamental en el tratamiento de la diabetes. Seguir rigurosamente el régimen tiene una importancia decisiva, ya que constituye una medida eficaz para prolongar la vida y evitar que aparezcan complicaciones. Dieta no significa restricción, sino plan de comidas. El tipo de dieta varía en relación con muy diversos factores: la edad, la actividad física, la existencia o no de sobrepeso, la presencia de otras enfermedades (como hipertensión o aumento de las cifras de colesterol), y algunas situaciones especiales (por ejemplo, el embarazo). La dieta debe ser, por tanto, personalizada, específica para cada paciente. Como normas generales, es importante que tengas en cuenta algunos datos: se recomienda realizar seis comidas al día —tres principales (desayuno, comida y cena) y otras tres intercaladas entre éstas (media mañana, merienda y un tentempié antes de acostarse)—; de esta forma se previenen las variaciones bruscas de azúcar en sangre. La dieta del diabético debe incluir hidratos de carbono, grasas, proteínas, vitaminas y minerales para evitar carencias.

No pienses que sólo con ponerte la insulina vas a dominar tu enfermedad. Es preciso que tomes conciencia de que la dieta es esencial para controlar tu diabetes y prevenir complicaciones futuras.

Zumos para un diabético

En mi familia consumimos mucho zumo, y gracias a los nuevos electrodomésticos que existen en casa los hacemos de casi todas las frutas. Va a venir mi cuñada a pasar unos días con nosotros y es diabética. ¿Qué zumos puede tomar?

Puede tomar cualquier zumo siempre y cuando modere la cantidad que ingiere, según el contenido en azúcares de las diferentes frutas. Para que te hagas una idea, debes saber que un diabético puede tomar a lo largo del día hasta seis raciones de fruta, considerando como una ración las siguientes:

- 150 g de melón, sandía, fresa o pomelo.
- 100 g de albaricoque, naranja, pera, manzana, mandarina, limón, ciruela, piña o kiwi.
- 50 g de plátano, uva, cereza, higos, chirimoya, nísperos.

Además, estas raciones han de repartirse a lo largo del día de una forma equitativa. No puede ingerir las seis raciones a la vez sino, por ejemplo, dos raciones en cada una de las tres comidas principales.

Esperamos que con estos datos sepas prepararle a tu cuñada estupendos zumos que le aporten las vitaminas y minerales que necesita, sin alterar sus cifras de glucosa.

Dulces para diabéticos

Mi hermano es diabético y me gustaría que me explicaran qué dulces son los más recomendables para los diabéticos.

Por desgracia, ningún dulce es recomendable para un diabético. Los enfermos de diabetes tienen el problema de no segregar bien una hormona

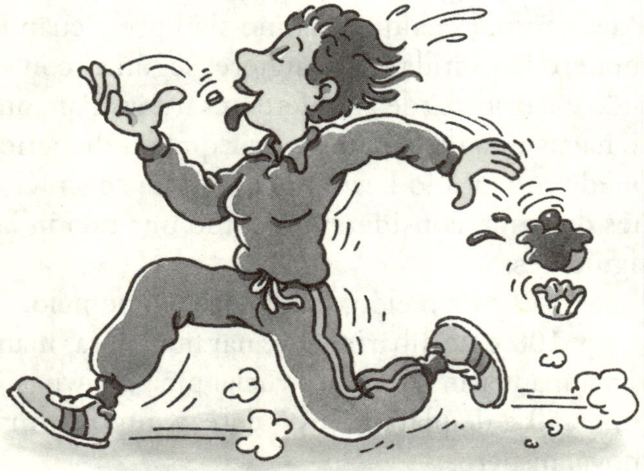

llamada insulina, que es la encargada de introducir el azúcar en las células para que pueda ser metabolizado y producir energía. Por ese motivo, si toman azúcar se elevan sus cifras en sangre lo cual puede provocar daños importantes en el organismo.

Pero una vez aclarado este punto, debes saber que existen edulcorantes con un índice glucémico más adecuado, es decir, que producen un aumento menor de sus cifras de glucosa; por ejemplo, la fructosa, la sacarina o el aspartamo. En muchas tiendas encontrarás dulces realizados con este tipo de edulcorantes que tu hermano podrá consumir esporádicamente para «matar el gusanillo», pero en ningún caso de forma habitual.

BOCA, INFECCIONES

Cuidado de la boca en diabéticos

A mi abuela, que es muy joven —tiene 54 años—, le acaban de diagnosticar diabetes. Siempre ha sido un poco descuidada con su boca y el médico le ha dicho que a partir de ahora debe cuidarla con especial esmero. ¿Por qué el diabético tiene que cuidar de manera especial su boca?

El paciente diabético tiene una especial tendencia a las infecciones, porque debido a su enfermedad presenta un déficit inmunitario y una menor capacidad de respuesta ante determinados agentes infecciosos. Está expuesto, en consecuencia, a infecciones de todo tipo: respiratorias, de orina y, cómo no, periodontales.

Las infecciones periodontales son las que afectan a las encías y a las estructuras internas de la cavidad bucal. Éste es el motivo por el cual los diabéticos deben guardar una higiene escrupulosa de la boca y someterse a revisiones odontológicas periódicamente y con mayor frecuencia que la población general —aproximadamente cada seis meses— para ver si todo va bien. En el caso de tu abuela, ya que hasta ahora no ha cuidado mucho su boca, es un buen momento para empezar y reparar todas las piezas que tiene dañadas, mantener una correcta higiene dental y realizar las revisiones que su dentista estime oportunas. Convéncela de que es necesario, y una medida de prevención muy importante.

DEPORTE

La diabetes y el ejercicio

Soy una chica de 22 años a la que le gusta mucho el deporte. Voy al gimnasio tres días a la semana, los fines de semana salgo a montar en bicicleta y a veces juego al tenis. Acabo de empezar a salir con un chico que es diabético desde pequeño y me gustaría saber si también él podría hacer deporte o si su enfermedad no se lo permite.

Por supuesto que tu novio puede acompañarte en todo este tipo de actividades; no sólo puede hacerlo, sino que además será muy beneficioso para él y para el control de su enfermedad. Los tres pilares básicos sobre los que se asienta el tratamiento de un diabético son la medicación, la dieta y el ejercicio. Lo único que debe tener en cuenta es que puede necesitar una dosis extra de energía —que obtendrá de los alimentos— para que no se produzca un descenso de sus cifras de glucosa, pero si es diabético desde niño seguro que conoce perfectamente su enfermedad y el modo de hacerlo. Otro aspecto importante es que si hace tiempo que no practica un ejercicio continuado, debe comenzarlo de forma progresiva, no bruscamente, para evitar posibles complicaciones.

¡Ánimo y adelante!, que un ejercicio saludable como el que tú practicas sólo tendrá consecuencias positivas.

DIABETES GESTACIONAL

¿Por qué se produce la diabetes gestacional?

Nunca ha habido casos de diabetes en mi familia, pero resulta que ahora que estoy embarazada el ginecólogo, tras el último análisis de sangre, me dijo que tenía una diabetes gestacional. ¿En qué consiste este tipo de diabetes y por qué se ha producido si llevo un control riguroso de mi alimentación y casi no como dulces desde que me quedé embarazada?

Aproximadamente, entre el 1 y el 3% de las mujeres embarazadas desarrolla este tipo de diabetes, y es más frecuente en determinados grupos étnicos (indias norteamericanas y mujeres con ascendencia india y asiática), así como en mujeres

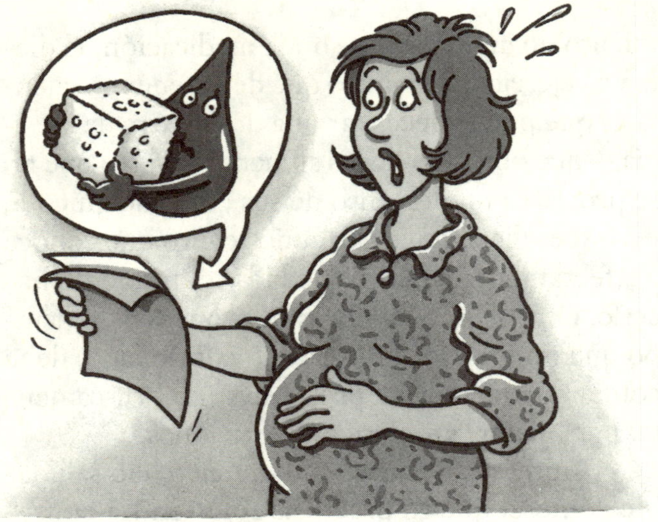

obesas. Esta alteración se debe a una serie de cambios en los tipos de hormonas y en sus niveles en sangre durante el embarazo que hace que se produzca una resistencia a la insulina, y, por tanto, que aumenten los requerimientos corporales de esta hormona. Como verás, poco tiene que ver la alimentación sana que llevas en el transcurso de tu embarazo con la aparición de este tipo de diabetes; en realidad responde a un desajuste hormonal que te ha provocado el embarazo. De cualquier manera, debes mantener esa dieta sana hasta el parto y seguir los controles que te recomiende tu ginecólogo, ya que una anomalía como ésta te incluye dentro del grupo de embarazos de alto riesgo. Asimismo, es importante que sigas escrupulosamente el tratamiento con insulina, tal y como te lo han recomendado.

Por lo general, este tipo de diabetes suele desaparecer después del embarazo.

DIABETES

Influencia de la diabetes materna en el feto

Me diagnosticaron diabetes gestacional en el cuarto mes de embarazo. ¿Puede esta diabetes repercutir negativamente en el feto?

Si no controlas bien tus cifras de glucosa, sí pueden originarse algunos problemas, tanto para ti como para tu hijo. Sin embargo, con un buen control los riesgos no son mayores que los de cualquier otra gestante. Durante el embarazo, deberás seguir el tratamiento con insulina que te ha mandado tu ginecólogo, ya que el uso de antidiabéticos orales podría resultar tóxico para tu futuro hijo.

Los riesgos a los que tú misma estarías expuesta si no vigilas tus cifras de glucemia son: desarrollar una hipertensión, tener más tendencia a las infecciones y dar a luz antes de tiempo.

En cuanto al feto, lo más frecuente es que tenga un tamaño al nacer algo mayor de lo normal, lo que hace algo más difícil un parto natural a término, de ahí que sean más frecuentes las cesáreas en mujeres diabéticas. Es muy importante que mantengas unas cifras aceptables de glucosa, especialmente entre la sexta y la séptima semana de embarazo, ya que es cuando se están formando los órganos de tu hijo. De cualquier manera, a causa de esta diabetes te van a realizar una serie de pruebas a lo largo del embarazo para comprobar que tu hijo está bien, sobre todo en los últimos tres meses —que es casi lo que te queda a ti— para asegurarse del buen estado fetal y valorar —según el desarrollo de sus pulmones—

si el bebé podría sobrevivir en el caso de que el parto se adelantara.

De todas formas, no te preocupes, porque si tus controles son normales, eso indica que todo va bien. Preocúpate sólo de mantener en torno a los límites normales tus cifras de glucosa, por medio de la insulina que te inyectas, la dieta correcta y el ejercicio. De este modo, todo irá bien.

¿Continúa la diabetes gestacional después del parto?

Mi hermana, que está embarazada de ocho meses, tiene diabetes gestacional. Me gustaría saber si una vez que dé a luz van a volver sus niveles de azúcar a la normalidad o si ya va a ser diabética para siempre.

Generalmente, las mujeres que desarrollan una diabetes gestacional vuelven a presentar cifras normales de glucosa una vez que dan a luz. Sin embargo, en algunos casos la diabetes se mantiene y se considera al embarazo como el factor desencadenante de esa enfermedad.

Lo que sí es cierto es que la diabetes gestacional puede significar el primer indicio de una tendencia de la mujer que la padece a generar una diabetes en otro momento de su vida. En otras palabras: es frecuente que las mujeres que han tenido diabetes en el embarazo, tengan después más probabilidades de desarrollar una diabetes tipo II. Por ello, debes aconsejarle a tu hermana que a partir de este momento cuide su dieta y su peso para no caer en la obesidad, y que se someta a revisiones periódicas de sus cifras de glucemia una vez al año.

HERENCIA

La diabetes y su posible herencia

Mi marido tiene una diabetes tipo II. Sus padres no eran diabéticos, pero sí una de sus abuelas. En mi familia no hay ningún diabético. ¿Puede alguno de nuestros hijos padecer esta enfermedad?

Para responder a tu pregunta tenemos que diferenciar los dos tipos de diabetes que existen, ya que se originan de distinta forma. La diabetes tipo I (diabetes infanto-juvenil) viene determinada posiblemente por un componente hereditario, y también por una agresión exterior (generalmente una infección vírica), pero aún no se sabe con certeza por qué se produce, aunque sí puede afirmarse que el grado de incidencia de esta enfermedad es mayor en los parientes más próximos de los individuos que la padecen.

En cuanto a la diabetes tipo II, propia de las personas adultas, la carga hereditaria puede ser decisiva, pero desempeñan un papel fundamental una serie de factores desencadenantes que pueden evitarse: el sedentarismo, la obesidad, algunos medicamentos (hormonas, corticoides) o el estrés. Por tanto, llevar una vida sana es la mejor prevención. Convence a tus hijos para que así lo hagan y no se expondrán en el futuro a riesgos innecesarios.

HIPOGLUCEMIA, BAJADA DE AZÚCAR

¿Es malo ser hipoglucémico?

Con frecuencia sufro unos mareos que a veces me producen una sensación muy desagradable. Una vez llegué a perder el conocimiento. Parece ser que se deben a bajadas de azúcar. ¿Es malo ser una persona hipoglucémica?

No puede decirse que sea malo, pero sí, como has tenido ocasión de comprobar, bastante desagradable. Las personas con tendencia a sufrir bajadas de azúcar deben comer a menudo e ir siempre provistas de algún tipo de alimento energético que pueda reponer sus niveles de glucosa en caso de que se produzca una bajada. Los momentos en que suelen tener lugar estos episodios tienen que ver con la realización de un ejercicio o actividad inusual, tras un periodo de ayuno prolongado o en situaciones de estrés. Cuando ya ha sucedido en varias ocasiones, por lo general notan que les va a sobrevenir, por lo que la ingesta de azúcar (caramelos, un zumo de naranja, un terrón de azúcar, una galleta o algo semejante), podría evitar que se desencadenara esta situación. No es algo preocupante, pero sí debes aprender a controlarlo.

Qué hacer ante una bajada de azúcar

Mi hermana de 17 años es diabética, y la verdad es que tanto ella como mi madre lo llevan muy bien. Pero a partir de la semana que viene, mi madre empieza a tra-

bajar y va a estar menos tiempo en casa con nosotras. A mí me da miedo, porque si a mi hermana le da una bajada de azúcar, yo no sabría cómo actuar. ¿Qué debería hacer?

Es muy importante que aprendas lo que tienes que hacer en caso de que tu hermana tuviera una bajada de glucosa. Debes aprenderlo pero sin angustiarte por la posibilidad de que pueda ocurrir. Por lo general, no es algo frecuente en diabéticos que tienen bien controlada su enfermedad. Además, si ves que no puedes atenderla tú misma, bastará con que llames a un servicio de emergencias médicas. Lo verdaderamente importante es que sepas detectar el problema.

La hipoglucemia es un descenso del nivel de glucosa en la sangre. Se manifiesta con mayor o menor intensidad y con síntomas muy variados como mareo, desorientación, sudoración, temblores, debilidad intensa, labilidad emocional, agresividad, e incluso convulsiones y pérdida de conciencia.

Un comportamiento o una sensación extraña en un diabético pueden ser sintomáticos y por eso es conveniente realizar una medición de la glucosa en sangre para ver si se deben a una hipoglucemia. Por tanto, si estando sola con tu hermana aprecias reacciones como las referidas, mídele la glucosa con su máquina. Una cifra inferior a 70 mg/dl indicará que se está produciendo una hipoglucemia. Si permanece consciente, debes administrarle líquidos azucarados (agua o zumos con azúcar) y realizar mediciones sucesivas hasta que su cifra llegue a 100-110 mg/dl. En caso de que el azúcar descendiera hasta un nivel que le hiciera perder el conocimiento, tu madre te dirá cómo ponerle una inyección que seguramente tenéis en casa, después avisar a un servicio de urgencias y a tus padres, pero es vital que sea trasladada a un centro médico cuanto antes para que la atiendan.

MEDICACIÓN

¿Es esencial la medicación para un diabético?

Soy diabético desde los 47 años y mi glucosa varía como quiere: unos días la tengo normal, otros alta, pero no sé muy bien de qué depende, porque yo me tomo las medicinas todos los días. Mi pregunta es la siguiente: ¿es esencial la medicación para el diabético?

Por supuesto que la medicación constituye una medida esencial para cualquier persona que padece una diabetes, pero no es la única. Un diabético sólo podrá estar perfectamente controlado si se toma sus medicinas, hace una dieta correcta y precisa y realiza un ejercicio físico reglado dentro de sus posibilidades. No puede pensar que solamente con tomar unas pastillas se ha acabado la enfermedad. El tratamiento de la diabetes no es un tratamiento médico, es un plan de vida saludable completo. Cuando a una persona le diagnostican diabetes, debe adaptar todos sus hábitos de vida al cuidado de sus cifras de glucosa y aprender a conocerse. Tiene que comer unas cantidades determinadas, a unas horas fijas, en unos momentos precisos, practicar algún tipo de deporte y suministrar una dosis extra de energía a su organismo si su actividad es más intensa. Además, debe tomar sus medicinas o inyectarse la insulina en las horas que corresponda.

Cambio de tratamiento en un diabético

Soy diabético desde los 42 años y he estado controlando mi enfermedad con distintos tipos de pastillas. Ahora tengo 55 y mi endocrino se está planteando si pasarme a tratamiento con insulina. ¿A qué puede deberse esto?

Pues por lo que nos cuentas se está planteando un cambio de medicación, probablemente porque ya no te funciona el tratamiento con antidiabéticos orales. Los antidiabéticos orales pueden actuar de varias maneras, bien aumentando el aprovechamiento de la insulina que segrega tu páncreas, o bien estimulando esta secreción; sin embargo, puede llegar un momento en que por mucho que se estimule, tu páncreas ya no pueda producir más insulina y entonces haya que administrarla de forma exógena, es decir, por medio de inyecciones.

El cambio de tratamiento te ayudará a controlar el nivel de insulina, ya que el mantener cifras elevadas de forma continua no es bueno para tu control metabólico y además puede conducirte a desarrollar complicaciones importantes de la diabetes sobre tu sistema circulatorio a medio plazo, por lo que te recomendamos que sigas las indicaciones de tu médico para el cambio de tratamiento.

NIÑOS

La diabetes en un niño

Me acaba de decir el pediatra que mi hijo pequeño es diabético y me he quedado planchada. Ni mi marido ni yo padecemos esta enfermedad. ¿Cómo debemos afrontar la diabetes en nuestro hijo?

Debéis aceptarla con naturalidad y dentro de poco tiempo lo descubriréis vosotros mismos. No hay que dramatizar esta situación, evidentemente es un contratiempo por el que a ninguno nos gustaría pasar, aunque por el bien de vuestro hijo tenéis que aceptarlo responsablemente y hacerle a él partícipe de esa responsabilidad, primero con juegos y con mucha paciencia hasta que pueda comprender su problema, y después haciéndole tomar las riendas de su enfermedad para conseguir un correcto autocontrol de su diabetes y un buen cuidado de su organismo para prevenir los problemas que, a largo plazo, un mínimo descuido podría ocasionarle. Debéis estar muy pendientes de él, pero sin presionarle ni sobreprotegerle. Existen asociaciones de diabéticos en todas las ciudades de nuestro país a las que podéis dirigiros para solicitar ayuda e información sobre los aspectos que más os preocupen de esta enfermedad. Dejad que vuestro hijo crezca libre, cuidado y educado en todos los aspectos de su diabetes, sólo así podrá él controlarla cuando llegue el momento y esté preparado.

Ocultar la diabetes de tu hijo

Tengo un hijo de nueve años que es diabético. No sé si debo ocultar su enfermedad para que no le compadezcan, o si por el contrario es preciso avisar en su colegio cuando se vaya de campamento o incluso a sus amigos para que conozcan su problema.

Desde luego, en ningún caso debes ocultar la enfermedad de tu hijo. El diabético es un enfermo que necesita el apoyo de su entorno para cuidar y controlar su enfermedad, mucho más cuando el enfermo es un niño de nueve años. Es muy importante que los profesores conozcan el problema de tu hijo para que le vigilen la dieta, le recuerden en qué momentos debe tomar sus alimentos o su medicación y le permitan salir de la clase si necesita ir al servicio o beber agua. Además, deben observar si aparece algún dato o actitud que les haga sospechar que existe un problema, como puede ser una hipoglucemia. Expón el caso al personal docente, no sólo para que sepan que tu hijo es diabético, sino también para explicarles todo lo que han de conocer sobre esta enfermedad con el fin de que puedan cuidar de tu hijo correctamente. Lo mismo que te hemos dicho en relación con sus profesores vale para aquellas personas que le acompañen cuando salga de campamento o a realizar cualquier otra actividad en la que tú no vayas a estar presente (excursiones, visitas culturales, actividades extraescolares, partidos o competiciones deportivas, etc.).

En cuanto a sus amigos, también han de saberlo para que no le tienten con golosinas y para ayudarle a sentirse comprendido si hay algo que él no pueda hacer. Los niños, si les explicas bien las cosas, entienden y asumen mucho más de lo que los adultos pensamos.

Nadie va a compadecer a tu hijo porque sea diabético, quítate esa idea de la cabeza, lo más que van a hacer es ayudarle.

Actuación de un diabético frente a otras infecciones

Tengo un hijo diabético. Por suerte, nunca ha estado enfermo, pero me gustaría saber cómo debo actuar si se ve afectado por una enfermedad infecciosa o de cualquier otro tipo. ¿Debo hacer lo mismo que con mis otros hijos?

Debes actuar como lo hacías con los demás, pero tomando algunas precauciones especiales que quizá los otros no precisaban.

Ante caídas y pequeñas heridas, adopta las medidas habituales de desinfección, pues la diabetes en estas edades no va a alterar la cicatrización de las heridas y no va a requerir un cuidado especial.

En el caso de que tuviera fiebre, la causa podría estar en una enfermedad infecciosa, por lo que debes seguir una serie de pasos:

- Ponerte en contacto con su médico para iniciar el tratamiento antiinfeccioso oportuno.

• Realizarle controles de glucemia capilar y cetonuria más frecuentemente con el fin de evitar las posibles descompensaciones.

• Nunca dejes de ponerle la insulina. Al realizar el autoanálisis puedes ver que, incluso a pesar de que coma menos, las necesidades de insulina aumentan. Por lo general, cualquier proceso infeccioso puede incrementar las cifras de glucosa en un diabético.

• Proporciónale la ingesta de hidratos de carbono mínima, que —como sabes— debe ser superior a 150 g al día.

• Hay muy pocos medicamentos contraindicados para el niño diabético, incluso los que lo estén podrían ser administrados en situaciones de urgencia. Este problema lo evitarás si adviertes siempre al médico que le trate que el niño es diabético.

Por lo demás, debes comportarte como lo has hecho con tus otros hijos. Una última advertencia: los niños diabéticos tienen el mismo calendario vacunal que el resto de la población infantil, así podrás prevenir un gran número de enfermedades en tu pequeño.

OBESIDAD

Relación entre diabetes y obesidad

Tengo 34 años, peso casi 90 kilos y me acaban de diagnosticar una diabetes. El médico me ha dicho que el tratamiento básico para mi diabetes lo constituyen la die-

ta y el ejercicio. ¿Tengo que tener un especial cuidado con mi peso por ser diabética?

Por supuesto que sí. El sobrepeso y la obesidad son dos factores desencadenantes de esta enfermedad. Debes concienciarte de que el simple hecho de perder los kilos que te sobran mejorará de forma importante tus cifras de glucosa en sangre. El sedentarismo, la falta de ejercicio, es otro de los factores de riesgo importantes en la diabetes, por eso tu médico te ha aconsejado seguir una dieta que te lleve a tu peso ideal y realizar ejercicio de forma regular. Algo tan simple como caminar a paso ligero durante dos horas al día, al menos cinco días a la semana, te ayudará a bajar de peso y a regular tu glucosa. Si realizas todo esto al pie de la letra, es posible, incluso, que llegues a controlar tu diabetes sin necesitar ninguna medicación. Eso sería maravilloso. ¡Inténtalo!

Perder peso. Un diabético no insulinodependiente

Un diabético que no necesita insulina y sufre sobrepeso, ¿qué tipo de dieta debería seguir para perder peso?

Pues debería seguir una dieta hipocalórica para perder peso, ya que, conseguido este objetivo, lograría también disminuir sus cifras de glucemia. Es difícil aconsejar un tipo de dieta determinado, ya que éstas deben ser personalizadas y acordes con la edad, el tipo de actividad que se practica, las posibilidades de comer en casa o fuera de ella, etc. Pero en general han de perseguir dos finalidades: ser equilibradas —es decir, contener todos los nutrientes que necesita un diabético— y aportar una cantidad de calorías algo menor de las que éste va a consumir para poder, al mismo tiempo y de forma sana y natural, perder peso poco a poco. De todas formas, lo que la dieta no consigue por sí sola se obtiene al combinarla con un poco de ejercicio.

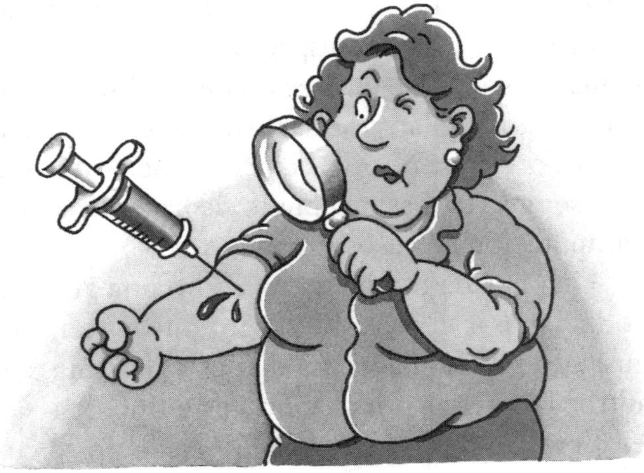

PIES

Cuidado especial de los pies en un diabético

Estoy un poco sorprendida, porque he cambiado de médico de familia y cuando el nuevo se ha enterado de que soy diabética, una de las primeras cosas por las que se ha preocupado ha sido por mis pies. ¿Es necesario un cuidado especial para los pies de un diabético? ¿Por qué?

Pues sí que es preciso un cuidado meticuloso y específico de los pies en una persona diabética. Los problemas en los pies representan un grave riesgo para los diabéticos porque esta enfermedad, a lo largo de su evolución, trae consigo complicaciones de tipo circulatorio y neurológico. Al ser los pies la extremidad más distante del cuerpo, la sangre llega con mayor dificultad y se producen déficit vasculares importantes; esto, unido a las alteraciones neurológicas capaces de hacer imperceptibles una herida o una rozadura, obliga al personal sanitario a prestar especial atención a los pies de una persona que padece diabetes. Así pues, te aconsejamos vigilar y cuidar esta parte de tu cuerpo para prevenir posibles consecuencias que podrían ser graves, hasta el punto de hacer necesaria la amputación en casos extremos.

Una herida tan pequeña como una ampolla producida por el roce del zapato puede terminar causando mucho daño. La diabetes disminuye el flujo sanguíneo y, por lo tanto, este tipo de lesiones cicatriza lentamente. Si la herida no se cierra, existe riesgo de infección y en los diabéticos las infecciones avanzan rápidamente.

Debes revisarte los pies diariamente, fijarte en si tienes rozaduras, cardenales, zonas que duelan al tacto, zonas de piel enrojecida, aumento de la temperatura en la piel, ampollas, úlceras, raspaduras, cortes o problemas en las uñas. Pídele a alguien que te ayude o utiliza un espejo para examinar con detalle la totalidad del pie. Observa si el pie está hinchado, mira entre los dedos y también la planta del pie —sobre todo la punta del dedo gordo, la base de los dedos meñiques, la base de los dedos medios, el talón, la parte lateral del pie y la base—. Comprueba además si tienes sensibilidad en los dos pies.

En caso de encontrar una herida o alteración, por pequeña que sea, no trates de curártela tú mismo, ve inmediatamente a tu médico para que él la valore. Algunas de las recomendaciones básicas son:

• Lávate los pies diariamente con jabón suave y agua tibia. Primero prueba la temperatura del agua con la mano. No pongas los pies en remojo. Sécalos suavemente presionando con una toalla y ten mucho cuidado al secar entre los dedos.

• Usa una crema hidratante y mantén la piel de los pies bien hidratada en todo momento, pero no te pongas crema entre los dedos.

• Corta las uñas de los pies en forma recta y evita cortar los lados con ángulos que puedan clavarse en la piel. Utiliza sólo lima de uñas o tijeras de punta roma, en ningún caso de punta afilada, ya que podrías clavártelas. Si alguna uña se te encarna en la piel, no intentes arreglarla: acude a tu médico o a tu podólogo.

• No utilices callicidas, lociones, almohadillas de calor o instrumentos cortantes sobre la piel de tus pies si no te lo ha prescrito tu médico. No acerques los pies a radiadores, braseros o chimeneas.

• Mantenlos siempre calientes, utiliza medias o calcetines que no te aprieten y puedan dificultar tu circulación. Evita mojarte los pies cuando llueva o nieve y llévalos siempre bien abrigados en invierno.

• No fumes y no cruces las piernas, pues costumbres como éstas disminuyen el flujo sanguíneo que debe llegar a tus pies.

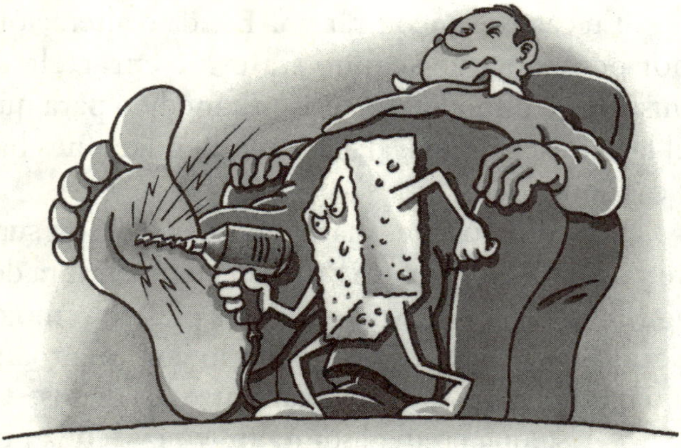

Procura seguir además las siguientes recomendaciones sobre tu calzado y tus medias ya que de ellos también depende el bienestar de tus pies:

• Nunca andes descalzo, con sandalias o con zapatos que tengan cintas de cuero o de cualquier otro material entre los dedos.

• Ten mucho cuidado con los zapatos que eliges y los que uses. Compra tu calzado por la tarde, cuando los pies están más hinchados, procura que sea cómodo y que no haya que «amoldarlos» ni «darlos de sí», que te queden bien de ancho, de largo, de atrás, de la base del talón y que tenga suela antideslizante. Evita comprar zapatos de punta o de tacón muy alto, o de un material que impida la transpiración. Cuando los zapatos son nuevos, úsalos sólo alrededor de dos horas al día. No te pongas los mismos zapatos todos los días, revísalos antes de usarlos y no te ates los cordones ni muy apretados ni muy flojos.

• Ten mucho cuidado al elegir las medias. Utiliza medias limpias y secas cada día y deshazte de las que tengan agujeros o arrugas porque pueden causarte heridas y rozaduras. Las medias delgadas de algodón son más absorbentes para el verano. Las medias de punta cuadrada no aprietan los dedos. Evita, sobre todo, las que tienen un elástico en la parte superior, ya que impiden la buena circulación de la sangre.

RETINOPATÍA DIABÉTICA

Problemas de la vista en diabéticos

Mi madre tiene diabetes y el médico nos ha dicho que debemos controlar de manera especial su vista. ¿Qué problemas oculares están asociados con la diabetes?

Las enfermedades oftalmológicas de los diabéticos incluyen un grupo de alteraciones frecuentes como resultado de las complicaciones que aparecen en los casos en que no se ha llevado un buen control de las cifras de glucemia. Todas ellas pueden causar pérdida severa de la visión e incluso ceguera. Sin embargo, el diagnóstico precoz de todas estas patologías oculares mejora espectacularmente el pronóstico ya que a menudo es posible tratarlas antes de que afecten a la visión de forma notable. Por este motivo, todos los diabéticos deben acudir al menos una vez al año a la consulta del oftalmólogo para someterse a una revisión.

Las enfermedades oculares más frecuentes en diabéticos son las siguientes:

- Retinopatía diabética.
- Cataratas.
- Glaucoma.

De estas tres, la más habitual y la más dañina si no se interviene a tiempo es la retinopatía diabética.

¿En qué consiste la retinopatía diabética?

Tengo un hermano que es diabético y me gustaría saber si es cierto que casi todas las personas que tienen diabetes durante bastante tiempo, antes o después van a sufrir una enfermedad llamada retinopatía diabética. También quiero saber en qué consiste esta enfermedad y si conduce inevitablemente a la ceguera.

No todos los diabéticos van a sufrir esa enfermedad que te preocupa. El que aparezca o no dependerá del control que hayan tenido de su enfermedad a lo largo de los años. Y es que la retinopatía diabética es una de las complicaciones vasculares más frecuentes de una diabetes que no se ha vigilado durante mucho tiempo.

La retinopatía diabética consiste en una alteración de la microcirculación de la retina, la parte noble del ojo, donde se forman las imágenes. En los pequeños vasos retinianos, cuando están dañados, se forman exudados abundantes y pequeñas dilataciones o aneurismas que impiden la visión.

Inicialmente es asintomática, y la única forma de detectarla es la revisión periódica —al menos una vez al año— del fondo de ojo, previa dilatación de la pupila para que el oftalmólogo pueda observar la retina en toda su extensión. Si se detecta en una fase incipiente, suele ser tratada con láser con el fin de prevenir la pérdida de visión. De no someterse a estas revisiones periódicas, el paciente diabético se expone a que esta patología le ocasione una ceguera. Nuestro consejo es que animes a tu hermano a seguir las revisiones oftalmológicas que precisan todos los pacientes diabéticos y a que se esfuerce para llevar un buen control de su enfermedad y de las cifras de glucosa en sangre. Así evitará que se desencadene este tipo de complicaciones en algún momento de su vida.

¿Cómo evitar la retinopatía diabética?

Soy diabético y me preocupa, como ninguna otra cosa en mi enfermedad, la posibilidad de quedarme ciego, porque creo que me volvería loco. ¿Hay alguna manera de evitar la retinopatía diabética?

El descubrimiento precoz de la retinopatía diabética es la mejor protección contra la pérdida de la vista. El principal problema de esta patología es que es un poco traicionera, ya que no se manifiesta a través de síntoma

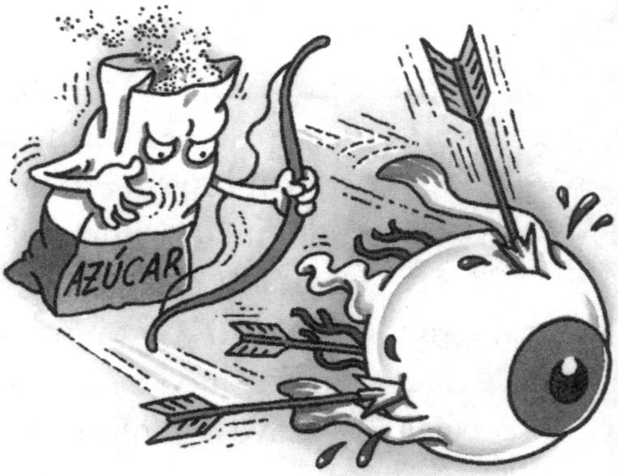

alguno en sus fases iniciales, y cuando el paciente empieza a notar dificultades de visión, suele estar ya bastante avanzada.

Por eso, para prevenir esta enfermedad, y aun en el caso de que no se perciba ningún síntoma, el paciente diabético debe ser examinado por un oftalmólogo por lo menos una vez al año desde que se le detecta la retinopatía. Una vez diagnosticado el paciente, estas revisiones oculares deben realizarse con mayor frecuencia. En gran parte de los casos, si hay una vigilancia cuidadosa y periódica, el oftalmólogo puede iniciar un tratamiento antes de que la diabetes afecte la vista. Así que vive tranquilo y controla tu enfermedad para prevenir complicaciones.

SUBIDA DE AZÚCAR

¿Cómo actuar ante una subida de azúcar?

Desde el mes pasado comparto piso con otras dos chicas y me he enterado de que una de ellas es diabética de tipo II. Si sufriese una subida repentina de azúcar, ¿cómo me podría dar cuenta y qué debería hacer?

Por lo general, una subida de azúcar, si no es muy elevada, no suele manifestarse a través de síntomas ostensibles; sin embargo, el diabético sí se da cuenta de que algo no va bien cuando siente sueño, sensación de hormigueo o parestesias, cansancio intenso y agotamiento. Si las cifras que se alcanzan de glucosa son muy altas, puede tener lugar una grave complicación de la diabetes mal controlada, que es la cetoacidosis diabética.

La cetoacidosis diabética es la consecuencia de un exceso de glucosa en sangre. Se nota porque produce en el paciente un aumento de la necesidad de orinar y, por tanto, de beber para evitar la deshidratación. Al riesgo de deshidratación —si el tratamiento no es rápido y eficaz— se une el incremento de cuerpos cetónicos que aparecen en orina y la progresiva acidificación de la sangre, que puede derivar en una acidosis metabólica y aun en el coma diabético.

Los principales factores que desencadenan la cetoacidosis diabética son una deficiente administración del tratamiento (bien de los antidiabéticos orales, o bien de la insulina), una transgresión importante de la dieta o una enfermedad añadida (infección, traumatismo, etc.).

Es muy importante que te preocupes por tu nueva compañera de piso, pero lo que debes intentar es que se responsabilice de cumplir estrictamente su dieta y su tratamiento.

Peligro de una subida de azúcar

¿Son muy peligrosas las subidas de azúcar en un diabético?, ¿más que las bajadas?

Las subidas de glucosa en los pacientes diabéticos son peligrosas a largo plazo, o de inmediato si se produce una cetoacidosis, pero esto último no es muy frecuente. En términos generales, son más graves las hipoglucemias, ya que si no se actúa administrando glucosa en el momento en que se producen, pueden incluso tener un desenlace fatal en un espacio de tiempo relativamente corto.

Sin embargo, a largo plazo, las hiperglucemias frecuentes ocasionan un deficiente control metabólico del enfermo y dan lugar a una serie de complicaciones vasculares de gran importancia: las macrovasculares, que afectan a vasos grandes y que incluyen la enfermedad cardiovascular, la enfermedad cerebrovascular y las vasculopatías periféricas; y las microvasculares, que afectan a pequeños vasos y que incluyen la retinopatía diabética, la nefropatía diabética y las neuropatías periféricas.

¿Puede sufrir hiperglucemias cualquier persona?

Mi madre no es diabética, pero en una ocasión tuvo una subida de azúcar. Mi pregunta es la siguiente: ¿sólo pueden sufrir hiperglucemias los diabéticos, o puede padecerlas cualquier persona?

Cualquier persona, en el transcurso de alguna circunstancia determinada más o menos grave, puede sufrir una subida transitoria de sus cifras de glucosa en sangre.

No es muy frecuente, pero hay determinadas situaciones —como una infección vírica o bacteriana, algunas alteraciones hormonales (por ejemplo, el embarazo), un traumatismo o incluso una intervención quirúrgica—, en que se puede producir una hiperglucemia, mantenida durante un tiempo, que remite espontáneamente una vez que cesa la causa que la provocaba sin que la persona que lo ha padecido desarrolle una diabetes.

Con todo, las hiperglucemias son mucho más frecuentes en pacientes diabéticos mal controlados y casi siempre traen consigo complicaciones a largo o medio plazo.

TABACO

Perjuicio del tabaco para un diabético

Mi padre fuma y es diabético. ¿Qué repercusiones puede tener el tabaco en su enfermedad?

Las repercusiones del tabaco en los pacientes diabéticos pueden ser muy negativas, mucho peores que en el resto de las personas. El tabaco es un hábito nocivo para cualquiera, pero en este tipo de pacientes que acusan un deficiente funcionamiento del sistema circulatorio se convierte en un enemigo mortal.

Está demostrado que los enfermos diabéticos corren más riesgo que la población en general de padecer procesos vasculares cardiacos o cerebrales. En ellos son más frecuentes los infartos y las trombosis o infartos cerebrales que en otras personas, porque sus vasos sanguíneos se encuentran dañados si no ha habido un control metabólico adecuado de su enfermedad. Pues bien, el tabaco aumenta aún más el peligro en los diabéticos, porque viene a sumarse como factor de riesgo a los que de por sí ya tienen. Además, existe otro problema habitual en este tipo de enfermos, que es la mala circulación periférica. Los diabéticos son más susceptibles de padecer importantes problemas circulatorios en las extremidades inferiores, que si además se combinan con el hábito tabáquico pueden tener consecuencias muy graves, hasta el punto de ser necesaria en ocasiones la amputación de alguna de las piernas por falta de riego sanguíneo o gangrena.

Como verás, el tema es bastante serio, lo suficiente como para que tu padre se plantee dejar de fumar. Trata de hacérselo comprender y cuéntale todos los riesgos que corre, quizá con tu ayuda y tu apoyo logre vencer ese hábito tan nocivo para todo el mundo, pero especialmente para él por su enfermedad.

¿Qué mide la hemoglobina glicosilada?

Mi madre es diabética, y cada vez que tiene la revisión anual le piden un análisis que no sé lo que significa ni para qué vale. ¿Me lo podrían explicar? Se llama algo así como hemoglobina glicosilada.

Pues sí, la hemoglobina glicada o hemoglobina glicosilada (Hb A1C) es un parámetro analítico que mide el control de la glucemia en los diabéticos. Sus cifras normales oscilan entre 4 y 6,5 mg/dl.

Tiene interés porque es un dato fiable para estimar si el control glucémico del último periodo ha sido correcto. Si es así, su valor rondará la normalidad. Si por el contrario el control de las cifras de glucosa en sangre no ha sido correcto, su valor se elevará por encima de lo normal y esto puede indicar que el tratamiento no es el adecuado, o que no es suficiente y hay que cambiar la dosis, o simplemente que no se ha seguido la dieta rigurosamente ya que se han producido oscilaciones anómalas de las cifras de azúcar (hiperglucemias). Es un índice que se pide de forma rutinaria en la analítica de una persona diabética.

Digestivo

El aparato digestivo es un tubo contorneado en el que se diferencia: boca, faringe, esófago, estómago, intestino delgado, intestino grueso y ano. En él tiene lugar la digestión, proceso de degradación del material alimenticio en partículas pequeñas que pueden ser transportadas hasta las células del cuerpo, donde serán utilizadas como fuente de energía, moléculas químicas (calcio, nitrógeno, hierro, etc.) y como elementos esenciales para la vida (aminoácidos, vitaminas y ácidos grasos) que la célula no puede sintetizar por sí misma.
En este apartado se intenta incluir todas las patologías y problemas que pueden afectar al tracto digestivo.

ESTÓMAGO

Acidez y ardores

A veces tengo acidez y ardor. ¿Por qué?
De vez en cuando tengo problemas con el estómago, pero no me ocurre siempre. Me gustaría saber: ¿por qué se produce esa sensación tan desagradable de acidez y ardor en el estómago?

Esa sensación que nos describes se produce por el paso de los ácidos del estómago hacia el esófago, cuando la digestión normal debería seguir justo el camino inverso, es decir, del esófago al estómago, y de ahí al intestino para completar el proceso digestivo. Las causas de esta anomalía pueden ser muy variadas: desde una simple trasgresión en la dieta, hasta el padecimiento de diversas enfermedades del aparato digestivo —hernia de hiato, gastritis, úlcera péptica o incluso problemas más graves—.

Existen distintos remedios para tratar estas molestias, pero antes de utilizarlos es conveniente conocer la causa que las produce. A menudo la acidez y el ardor se tratan con antiácidos, con un grupo de fármacos llamados anti-H2 o con inhibidores de la bomba de protones, pero nuestro consejo es que antes de empezar a tomar cualquiera de estos medicamentos, consultes con tu especialista de aparato digestivo los síntomas que presentas.

¿Qué produce la acidez?

Cuando mi hermano viene a comer a casa, casi todo lo que le pongo le produce acidez y, la verdad, eso me hace sentir un poco mal. ¿Será por los condimentos con los que cocino? ¿Qué alimentos pueden ir mejor para la acidez de estómago?

Si las comidas que elaboras en casa están muy condimentadas con sustancias fuertes, es posible que ésa sea la causa de la acidez que siente tu hermano, aunque también puede deberse al tipo de aceite que usas, a la bebida con que acompaña la comida o a otras muchas circunstancias que habría que analizar.

Sería muy interesante tener en cuenta si le ocurre sólo cuando come en tu casa o le pasa también en otros lugares. Si le sucede a menudo, es posible que padezca alguna patología digestiva; si únicamente tus comidas le causan el malestar, habría que averiguar qué ingrediente es el que no tolera su organismo.

Como normas básicas para evitar la acidez de estómago, lo ideal es que los platos no estén muy condimentados, disminuir al máximo los picantes, los excitantes como café, té y alcohol, las bebidas gaseosas, los fritos, los rebozados con mucha grasa y, en general, todas las comidas que se digieran con dificultad. Es más sano consumir los alimentos hervidos, cocidos o guisados en su jugo.

La acidez y el café

Tengo la sensación de que cada vez que tomo café después de comer me revuelve el estómago y me provoca acidez. ¿Puede perjudicarme el café?

Por supuesto que sí. El café es una bebida estimulante e irritante que puede erosionar la mucosa gástrica y provocarte esa sensación de acidez y molestias gástricas que nos refieres.

De cualquier manera, si sabes que tomar café después de las comidas te resulta perjudicial, debes evitar su ingesta. Intenta probarlo descafeinado, para ver si te resulta menos dañino y si no es así, prescinde de él por completo. Puedes sustituirlo por una infusión de menta, poleo o manzanilla, que te sentará mucho mejor.

Estrés, obesidad y acidez de estómago

Mi marido lleva una temporada bastante nervioso por culpa del trabajo y da la casualidad de que, desde que comenzó con estas preocupaciones, siente siempre acidez de estómago después de comer. Le doy bicarbonato y también leche, porque creo que es bueno, pero no le hacen efecto. ¿Qué deberíamos hacer? También es verdad que está un poco obeso, ¿tendrá esto algo que ver con la acidez?

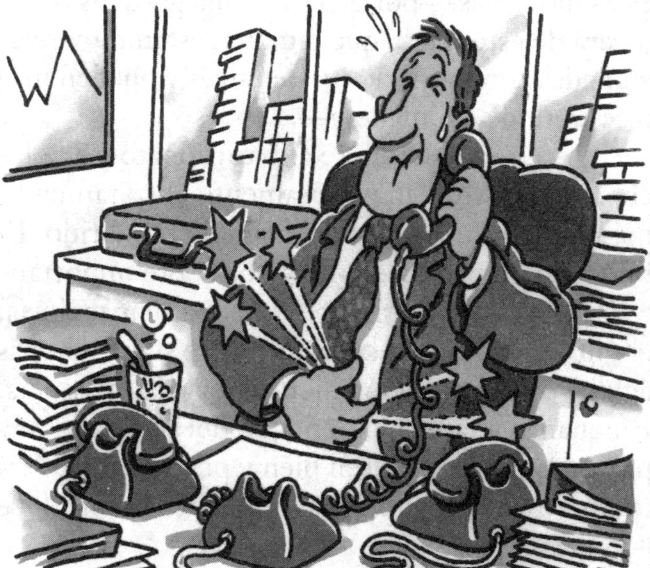

Hay un hecho absolutamente demostrado, y es que durante los periodos de estrés, el estómago segrega una mayor cantidad de jugos y ácidos que dan lugar a un reflujo gástrico al esófago y la consiguiente sensación de acidez, ardor y dolor de estómago. La presencia de sobrepeso puede agravar el cuadro, ya que la acumulación de grasa en el abdomen dificulta las digestiones y las hace más lentas y pesadas.

Lo que debes hacer es acompañarle al especialista de digestivo para que le aconseje una dieta —que además de ayudarle a perder peso consiga paliar estos problemas de digestión—, y le someta a las pruebas necesarias con el fin de diagnosticar si existe alguna enfermedad que le cause estas molestias —por ejemplo, una gastritis o una úlcera de estómago, que también están muy relacionadas con los periodos de estrés y pueden manifestarse de esa manera—.

Por lo que se refiere al bicarbonato y a la leche, no constituyen precisamente el tratamiento más adecuado para el problema de tu marido. El bicarbonato produce un efecto rebote importante y si bien en un principio puede notar mejoría, al rato la acidez es mayor porque se segregan más ácidos tras el tamponamiento por esta sustancia. En cuanto a la leche, depende del paciente: hay personas que la digieren bien y puede beneficiarles, pero hay otras muchas a quienes les produce aún más acidez.

Relación de ardores y acidez con el tabaco

Mi marido es un fumador empedernido. Últimamente tiene muchos problemas digestivos, como ardor o acidez. ¿Me pueden decir qué relación tiene el tabaco con la acidez, si es que tiene alguna? A ver si explicándoselo ustedes, conseguimos que deje de fumar.

El tabaco contiene, entre otras, sustancias capaces de producir irritación de la mucosa gástrica. Al principio los síntomas son leves, pero si se persiste con este hábito, los fumadores pueden desarrollar una gastritis, una úlcera de estómago e incluso procesos tumorales del aparato digestivo. Diversas investigaciones han demostrado que el tabaco aumenta el riesgo de padecer adenomas y cáncer de colon.

El fumador modifica sus hábitos alimenticios: por lo general, disminuye la ingesta de frutas, verduras y lácteos y aumenta la de café y alcohol. Una dieta tan precaria empeora su estado nutricional, pues ocasiona una falta de vitaminas C, E y B, ácido fólico, beta-carotenos, calcio, hierro, magnesio y sodio. Esto, junto a las múltiples sustancias dañinas del tabaco, le predisponen a padecer una serie de enfermedades, como cardiovasculares, gastroduodenales (que es el caso de tu marido), respiratorias, procesos cancerosos, cataratas y osteoporosis. Suponemos que estas razones son suficientes para dejar de fumar, a ver si entre todos conseguimos que lo haga por el bien de su salud.

Ardores de estómago durante el embarazo

Estoy embarazada de cinco meses y tengo unos ardores de estómago muy molestos que casi me impiden comer. Tomo leche fría a sorbitos y me alivia un poco, aunque no lo suficiente. ¿Hay algún antiácido que pueda tomar?

La acidez de estómago o regurgitación ocurre cuando los alimentos que se encuentran en el estómago son impulsados hacia el esófago, junto con la secreción ácida. Los cambios que se producen en el organismo de la mujer durante el embarazo favorecen esta situación. La digestión es más lenta, los alimentos tardan más tiempo en pasar al intestino y el esfínter que impide el paso del contenido del estómago al esófago se relaja con más facilidad. Además, como el útero aumenta progresivamente de tamaño, el estómago asciende y se ve comprimido por el volumen que adquiere la tripa, por lo que es más frecuente la acidez. Para tratar de evitarla, hay una serie de medidas que pueden serte útiles:

- Debes realizar comidas más frecuentes (entre cinco y seis al día), pero tomando sólo una pequeña cantidad de alimentos en cada ocasión.
- Evita los fritos y los alimentos flatulentos, las especias y las grasas, las bebidas gaseosas, el alcohol, el café y el tabaco.
- No es aconsejable reposar después de las comidas, sino caminar un rato para facilitar la digestión. Si estás muy cansada y no puedes hacerlo, reposa sentada, pero nunca tumbada.
- Cena al menos dos horas antes de acostarte para que la comida no vuelva a la boca.

Si con estas medidas no se controla el problema, es posible que necesites un antiácido. Aunque hay antiácidos que se pueden tomar durante el embarazo, debes consultar con tu ginecólogo cuál es el más indicado. Por tu salud y la de tu hijo, no decidas por ti misma: ponte en manos de un especialista.

Cólicos

¿Qué significa «me ha dado un cólico»?

Cuando escuchamos a alguien decir «me ha dado un cólico», ¿en realidad qué es lo que le ha pasado?

Cuando alguien utiliza esa expresión quiere decir que ha tenido un cuadro abdominal agudo caracterizado por la presencia de náuseas, vómitos, dolor de tripa, y en ocasiones diarrea.

Hay distintos tipos de cólicos: cólicos biliares, cólicos de gases, cólicos nefríticos (por la expulsión de piedras del riñón), cólicos del lactante (por la dificultad para digerir la leche materna), etc. Todos ellos presentan características comunes, que son los síntomas que hemos citado, pero la diferente localización del dolor puede dar una idea al médico de la causa que lo produce.

Diarrea

Modo de actuar ante una diarrea

El otro día mi hijo de 15 años tuvo una diarrea fortísima y como no sabía qué hacer, le llevé a urgencias. ¿Cómo se debe actuar ante una diarrea aguda acompañada de vómitos? ¿Se trata igual a un niño que a un adulto?

En el tratamiento de un cuadro de vómitos o diarrea aguda, lo principal es mantener un buen estado de hidratación. Es tanto más importante cuanto menor es la edad del individuo que presenta un cuadro como el descrito, pues se deshidratan con mayor facilidad los niños que los adultos. La hidratación se consigue bebiendo una abundante cantidad de líquidos. Estos líquidos deben contener sales minerales e iones para reponer las pérdidas; puede administrarse limonada alcalina o suero casero, bebidas isotónicas o algunos preparados que se venden en farmacias y que denominamos sueros. La ingesta de estas soluciones (sueros) ha de hacerse en pequeñas dosis pero muy frecuentemente (un sorbo o cucharadita cada 5 o 10 minutos durante las 2 o 3 primeras horas). Posteriormente, si disminuye la frecuencia de los vómitos o de las deposiciones, se aumenta la cantidad y se administra de forma más espaciada.

El paciente debe ser atendido por un medico si los vómitos persisten más de 12 horas o si aparecen signos de deshidratación porque se puede ir debilitando de forma alarmante (orina poco, llora sin lágrimas, pierde peso, tiene la boca reseca o está poco activo, muy decaído, o irritable). Una vez que los vómitos o las deposiciones han cedido, comenzaremos a probar la tolerancia a sólidos, con comidas suaves y en pequeñas cantidades (dieta blanda): puré de patata y zanahoria, arroz cocido, pescado hervido, crema de arroz, yogur natural desnatado, etc. Uno de los alimentos que no se debe usar al principio es la leche, ya que se digiere peor y habrá que introducirlo posteriormente.

En estos cuadros no deben usarse antidiarreicos (medicamentos para cortar la diarrea) ya que no sólo no curan, sino que además pueden hacer que se prolongue en el tiempo, ya que si la causa es infecciosa y no se eliminan por las heces las bacterias o virus, se quedan en el tracto digestivo, y alargan la duración del proceso.

Los vómitos y la diarrea suelen ser la consecuencia de un problema infeccioso, como una gastroenteritis; sin embargo, estos síntomas pueden tener otro origen, por lo que ante su aparición se debe consultar con el médico para confirmar el diagnóstico.

¿Puede llegar a ser peligrosa una diarrea?

Mi marido ha estado dos días con un cuadro diarreico bastante fuerte. ¿Puede llegar a ser peligrosa una diarrea?

Por supuesto que una diarrea puede llegar a ser un proceso grave, pero eso depende, sobre todo, del estado general previo de la persona que la padece y de la intensidad del cuadro. Si la deshidratación es importante, puede provocar un *shock* hipovolémico por la disminución de volumen e incluso una insuficiencia renal aguda, ya que el riñón deja de funcionar para retener líquidos por la pérdida abundante. Además, un descenso de iones como el sodio y el potasio a menudo acarrea problemas musculares y cardiacos, ya que el corazón los necesita para funcionar correctamente.

Las diarreas pueden ser especialmente graves en los niños, en los ancianos y en las personas con alguna enfermedad grave de base.

Cómo se hace una limonada alcalina

Siempre he oído hablar de la limonada alcalina para tratar la diarrea. Sé qué es un suero que se prepara en casa, me gustaría conocer exactamente su composición para aprender a hacerla, por si alguien en mi familia lo necesitara en alguna ocasión.

La limonada alcalina se prepara añadiendo a un litro de agua mineral o de agua hervida los siguientes componentes:

- El zumo de tres limones.
- Una pizca (la punta de un cuchillo) de sal.
- Una pizca (la punta de un cuchillo) de bicarbonato.
- Sacarina líquida al gusto (mejor que azúcar, ya que éste puede prolongar la diarrea en el tiempo).

Éste es un suero casero muy útil si no dispones de otra cosa, pero en la farmacia encontrarás sueros preparados con la cantidad exacta de iones para distintos tipos de pacientes (por ejemplo, sueros hiposódicos para hipertensos o para pacientes con insuficiencia cardiaca y edemas, sueros de sabor agradable para que los niños los tomen sin problema, etc.). También existen bebidas isotónicas muy beneficiosas en estos casos.

Dispepsia

¿Qué es y cómo evitar la dispepsia?

Habitualmente tengo problemas digestivos. Me han diagnosticado dispepsia. Quisiera que me explicaran cómo se puede evitar la dispepsia.

La dispepsia es un dolor en la parte alta del abdomen o en el pecho que habitualmente se define como tener gases, náuseas, sensación de estar muy lleno o un ardor en la zona. En ocasiones, la dispepsia se puede confundir con una afección cardiaca, ya que los síntomas se asemejan bastante.

Para prevenir la dispepsia es importante que sigas una serie de normas:

- Evita las comidas copiosas, deben ser ligeras y frecuentes.
- Evita los alimentos y bebidas irritantes, como café, bebidas gaseosas, especias, picantes, grasas, alcohol, etc.
- Ingiere los alimentos a una temperatura adecuada: ni muy fríos, ni muy calientes.
- No te sientes ni te acuestes después de comer, es mejor dar un paseo.
- Pierde peso si tienes sobrepeso.

• Evita cualquier prenda o complemento que te aprieten la cintura (pantalones ajustados, cinturones...), pues dificultan la digestión.

Además, hay varios tipos de medicamentos a los que puedes recurrir cuando los síntomas sean más acusados. Consulta con tu médico.

Alimentos perjudiciales para la dispepsia

Mi marido padece de dispepsia y algunas comidas le sientan fatal. Me gustaría saber si hay alimentos especialmente perjudiciales para este problema, porque muchas veces no sé qué prepararle de comida.

Por lo general, no es tanto el alimento en sí lo que puede sentarle mal, sino más bien la forma de cocinarlo y condimentarlo. Debes evitar los alimentos que por sí mismos, independientemente de cómo los prepares, sean flatulentos, es decir, produzcan gases y sensación de saciedad. Éste es el caso de algunas verduras como las coles, los guisantes y el repollo, y de algunas legumbres (garbanzos y judías). Es importante que prepares las comidas hervidas, cocidas o a la plancha, ya que se digieren mejor. Prescinde durante una larga temporada —hasta que mejore— de los condimentos picantes o excesivamente sabrosos y aromáticos. Su dieta debe componerse fundamentalmente de frutas (salvo los cítricos y las frutas muy ácidas), verduras, pescado, lácteos desnatados y cereales. Él también deberá esforzarse y no tomar alcohol, café, bebidas gaseosas ni tabaco.

Si ambos cumplís todas estas recomendaciones, verás que la mejoría es palpable en un breve espacio de tiempo.

Estómago descolgado

¿Qué significa tener el estómago caído o descolgado?

Con frecuencia me duele el estómago y hago malas digestiones. Me hicieron pruebas hace años y me dijeron que tenía el estómago caído. ¿Qué significa que el estómago está caído o descolgado?

El estómago es un órgano muscular grande y hueco con forma de gaita que se llena con la comida que le llega a través del esófago. En su interior se segregan ácidos y enzimas que comienzan el proceso de la digestión fraccionando los alimentos en partículas más pequeñas.

Está localizado en la cavidad abdominal, en su parte superior izquierda, justo debajo del diafragma —músculo que separa la cavidad torácica del abdomen—, el cual se encuentra perforado a la altura del estómago para permitir el paso del esófago que se une con éste.

Por diferentes motivos, como pérdidas notables de peso, intervenciones quirúrgicas, malformaciones, etc., el estómago puede variar su posición y descender —apoyándose sobre el intestino grueso—, o ascender —introduciéndose en parte en el tórax—. Si se produce el ascenso, que es más frecuente, estaremos hablando de una hernia de hiato; si desciende, se dice que está descolgado.

Cambio de posición del estómago

Si tienes el estómago en una mala posición, ¿es posible que vuelva a su sitio?

Todo depende de cuál sea la causa de que el estómago se encuentre desplazado, pero por lo general, para llevarlo a su sitio sería preciso realizar una intervención quirúrgica, siempre en función de las molestias que el problema ocasione al paciente que lo padece y de la opinión del cirujano sobre el beneficio que pueda obtenerse.

Gases (flatulencia)

¿Qué produce los gases y cómo evitarlos?

Mi hijo de 35 años hace muy malas digestiones porque tiene un problema de gases. ¿Me pueden explicar qué es lo que produce los gases y cómo se pueden evitar?

Lo que padece tu hijo en términos médicos se llama *aerofagia* («tragar aire»), y lo que le produce es flatulencia. La flatulencia es la sensación de tener mayor cantidad de gases de lo normal en el tracto digestivo. El aire se encuentra en la parte superior del estómago para favorecer la digestión, en un lugar llamado cámara aérea gástrica. El problema surge en algunas personas que tragan una gran cantidad de gases al comer, lo hacen de modo inconsciente, y sobre todo en situaciones de ansiedad o estrés.

Para evitarlo es necesario comer muy despacio y en un ambiente relajado, masticar muy bien los alimentos y poner atención en tragar la menor cantidad posible de aire al comer. También es preciso un cambio de dieta y prescindir no sólo de las bebidas gaseosas sino también de todos los alimentos que por sí mismos pueden producir gases, como las coles, el repollo, la lombarda, las judías, los garbanzos, etc. Sería bueno conocer, en el caso de tu hijo, qué alimentos son los que digiere peor. Para ello debe ir eliminando grupos de alimentos alternativamente y observar el resultado. Por ejemplo, suprimir primero los lácteos, luego las frutas, después las verduras y así todos los alimentos. De esta forma podrá excluir de su dieta aquellos nutrientes que resultan más molestos para él.

¿Se deben expulsar los gases?

Tengo muchos problemas con los gases. Los expulso bien, sobre todo por la boca, pero a veces se me viene la comida con ellos. ¿Es bueno expulsar los gases o no?

Es mejor expulsarlos, ya que si permanecen dentro del aparato digestivo en grandes cantidades mientras se realiza la digestión pueden producir dolor, ruidos de tripa, distensión abdominal y malestar. Una persona sin problemas de gases, en condiciones normales, expulsa aire por el ano alrededor de diez veces al día, pero en los flatulentos la frecuencia de expulsión es mayor. Hay personas extremadamente sensibles a la acumulación de gases en su aparato digestivo, y sin embargo otras que toleran un volumen importante sin manifestar ningún síntoma.

Además del aire que ingerimos al comer, en el aparato digestivo se forman gases a lo largo del proceso de la digestión. Así, la destrucción de los alimentos en el intestino grueso por las bacterias intestinales produce tres tipos de gases: hidrógeno, metano y anhídrido carbónico.

Producto natural para eliminar los gases

Mi madre tiene 83 años y desde siempre padece mucho de gases. Ahora, como se mueve menos, los expulsa con mucha dificultad. No quiero darle medicinas, porque ya me parecen suficientes las que toma para otras cosas. ¿Hay algún producto natural para los gases?

Por supuesto que sí. Existen varias plantas con propiedades muy beneficiosas para evitar la acumulación de gases en el aparato digestivo. Algunas de las más conocidas son los anises estrellados y la combinación de manzanilla con anís en infusión. Consúltalo en tu herbolario.

También existen algunos medicamentos para evitar la flatulencia que no tienen efectos adversos. Pregúntale a tu médico de cabecera cuál es el más indicado para evitar interacciones con otros fármacos.

Gases e hinchazón de tripa

Después de comer se me hincha mucho la tripa, como si volviera a estar embarazada. Expulso muchos gases y se me va pasando a lo largo de la tarde. ¿Pueden ser los gases los responsables del volumen de mi tripa?

Claro que sí. Uno de los síntomas más frecuentes de la flatulencia es precisamente la distensión abdominal. La presencia abundante de gases entorpece y hace más lento el proceso de la digestión, por lo que el abdomen puede aparecer hinchado durante largo tiempo tras la ingesta de alimentos. La mejor solución para que esto no te ocurra es adoptar el saludable hábito de salir a pasear nada más terminar la comida; lo que nunca sería recomendable es que te sentaras en un sillón sin moverte.

Intestino siempre lleno de aire

Me hicieron una radiografía de abdomen en urgencias porque tenía un fuerte dolor en la barriga. Salían unas imágenes muy oscuras y el médico me dijo que era aire. ¿Es normal que una persona tenga siempre el intestino lleno de aire?

Es normal que dentro del intestino haya una cantidad de aire, ya que éste es necesario para hacer la digestión y, de hecho, una parte del mismo resulta del propio metabolismo del proceso digestivo. En una placa radiográfica normal de abdomen, se aprecian esas imágenes oscuras e irregulares que nos refieres, que no son más que el aire mezclado con las heces. Eso no significa que el intestino esté lleno de aire, en el intestino están los restos alimenticios que hemos ingerido y que avanzan propulsados por los movimientos peristálticos intestinales hacia el recto para ser expulsados con la deposición. Es absolutamente normal que entre esos restos haya una determinada cantidad de aire, mayor o menor según el tipo y la cantidad de comida que hayas tomado, la velocidad a la que te lo has tragado, de qué forma lo has triturado con la masticación y otra serie de circunstancias específicas de cada persona.

Gastritis

¿Qué es la gastritis?

Tengo 23 años y me duele el estómago con relativa frecuencia, sobre todo en periodo de exámenes. Fui al especialista de digestivo y me dijo que tenía gastritis. ¿Qué es la gastritis?

La gastritis es una inflamación de la mucosa que recubre el estómago. Esta mucosa es bastante resistente al ácido, pero puede irritarse e inflamarse por distintos motivos, como la infección por una bacteria llamada *Helicobacter pylori*, el consumo de algunos medicamentos (antiinflamatorios, corticoides, etc.), parásitos, la acción de productos irritantes (tabaco, alcohol, café) o el estrés.

En tu caso, dado que coincide fundamentalmente con la época de exámenes, es posible que la gastritis se deba a una situación de ansiedad mantenida, pues está demostrado que aumenta notablemente la secreción gástrica de ácido clorhídrico. Si ése es el motivo —habría que estudiarlo y descartar otros factores—, además de seguir una dieta gastroprotectora y de tomar la medicación que te indique tu médico, sería conveniente que aprendieras alguna técnica de relajación y que intentaras tomarte las cosas de otra manera para prevenir las molestias que te produce esta enfermedad.

Gastritis y vómitos

Tengo vómitos con mucha frecuencia porque las comidas no me sientan muy bien. Fui al médico y me dijo que tenía gastritis. ¿Una gastritis puede provocar vómitos?

Aunque los síntomas varían dependiendo de la causa que origine la gastritis, los más frecuentes son náuseas, vómitos, dolor en la parte alta del abdomen (en el epigastrio, que popularmente es conocido como la boca del estómago), pérdida de apetito, acidez o ardor de estómago. Es decir, que una gastritis puede provocar vómitos, pero generalmente se asocia con alguno de los otros síntomas que hemos enumerado.

Para confirmar o descartar la posibilidad de una gastritis, habría que realizarte una endoscopia, una prueba que consiste en introducir un fino tubo de fibra óptica por la boca y llevarlo hasta el estómago con el fin de observar el aspecto de la mucosa que lo recubre y tomar muestras del tejido para analizarlo en el laboratorio, si es necesario.

¿Cómo se trata la gastritis?

Llevo más de un año yendo al especialista de digestivo porque me duele mucho el estómago. Hace un mes me hicieron una gastroscopia y me han encontrado una gastritis. Me gustaría saber cómo se trata la gastritis.

El tipo de tratamiento depende de la causa que produce esa inflamación e irritación de la mucosa del estómago. Por lo general, uno de los agentes involucrados en el proceso es una bacteria, el *Helicobacter pylori*, por lo que para curar la gastritis es preciso erradicar el germen. Para ello se usan antibióticos, en combinación con medicamentos que inhiben la secreción ácida del estómago.

Si son medicamentos gastroerosivos los causantes de la gastritis, será preciso suspender su ingesta.

Normalmente, se utilizan dos fármacos en el tratamiento de la gastritis: antiácidos (hidróxido de aluminio, hidróxido de magnesio) y antiulcerosos (sucralfato y antagonistas H2: ranitidina, famotidina o cimetidina).

Debes acudir al especialista para que te recete las medicinas más indicadas para tu problema.

Gastroenteritis

¿Qué es una gastroenteritis?

Mi hermano estuvo fatal hace unos días. Al principio pensábamos que era una gripe, porque tenía mu-

cha fiebre, vómitos y diarrea. Fuimos a urgencias y le dijeron que era una gastroenteritis. ¿Qué es la gastroenteritis?

La gastroenteritis en un proceso —generalmente infeccioso— que afecta al aparato digestivo y provoca los síntomas que ha tenido tu hermano además de otros, como dolores abdominales (retortijones), pérdida de apetito, astenia, expulsión de heces con sangre o moco, hipotensión, deshidratación, etc.

Las gastroenteritis suelen estar producidas por bacterias (*Salmonella*, *E. coli*, *Shigella*, *Campilobacter*, etc.) o virus (*Coxsackie*, *Norwald*, etc.), aunque pueden tener otras causas, como el consumo de antibióticos, comer alimentos en mal estado, la presencia de *Anisakis* en pescado crudo, la infección por parásitos (*Giardia lamblia*, *Cryptosporidium*, etc.), la ingesta de setas venenosas, la intolerancia a las proteínas de la leche, la enfermedad celiaca, el colon irritable, las enfermedades inflamatorias intestinales (colitis ulcerosa y enfermedad de Crohn), etc.

En el caso de tu hermano, el hecho de que tuviera fiebre revela un posible proceso infeccioso, pero para confirmarlo sería preciso realizar algunos análisis de sangre y de heces.

¿Cómo actuar ante una gastroenteritis?

En una boda a la que asistimos este verano mi marido comió algo que le produjo una gastroenteritis, y lo pasó fatal. Ni siquiera podía levantarse de la cama. El caso es que yo comí casi lo mismo que él y a mí no me pasó nada. ¿A qué pudo ser debido?, ¿cómo hay que actuar ante una gastroenteritis?

Aunque el menú fuera el mismo para los dos, el que tú no hayas tenido ningún problema puede deberse a dos motivos: bien a que él tenía una mayor sensibilidad al agente infeccioso que le produjo el cuadro, o bien a que consumiera algún alimento contaminado que tú no probaste —por ejemplo, si comisteis langostinos, es posible que sólo uno estuviera en mal estado y le tocara a él—.

Ante una gastroenteritis, lo primero y más importante que hay que hacer es aportar líquido de forma rápida y precoz para prevenir la deshidratación, pero no es suficiente con tomar agua, ya que además de agua se pierden una gran cantidad de electrolitos, especialmente sodio y potasio. Los líquidos se reponen con una ingesta muy frecuente de suero (cada cinco minutos las dos primeras horas) pero poco abundante (una o dos cucharadas). Cuando esta cantidad se va tolerando, puede irse aumentando y espaciándose el tiempo. Una vez que se toleran los líquidos, se puede comenzar con una dieta blanda y fácil de digerir: pollo hervido con arroz y zanahoria, pescado cocido, arroz blanco, jamón de York, manzana rallada, yogures naturales, etc.

Si a pesar de todas estas medidas persisten los vómitos y la diarrea, lo mejor es acudir a un centro hospitalario con el fin de restituir los líquidos por vía intravenosa. Para bajar la fiebre, en caso de que aparezca, existen antitérmicos como el paracetamol; los antibióticos y los antidiarreicos hay que evitarlos si no los ha prescrito un médico, ya que podría agravarse el cuadro.

'Helicobacter pylori'

¿Qué es el 'Helicobacter pylori' y cómo se trata?

Tengo problemas digestivos desde hace mucho tiempo y mi médico me ha mandado una prueba para ver si tengo una bacteria. ¿Qué es el Helicobacter pylori *y cómo se puede tratar?*

El *Helicobacter pylori* es una bacteria que puede crecer en las células secretoras de moco del estómago. Se encuentra implicada en el origen de dos enfermedades del estómago, que son la gastritis y la úlcera gástrica.

En ocasiones es complicado erradicar la bacteria; para hacerlo, se utiliza un tratamiento antibiótico combinado con un tipo de fármacos que se llaman inhibidores de la bomba de protones, cuya función es disminuir la producción de ácidos en el estómago. Por lo general, se pauta un tratamiento de una o dos semanas de duración con dos tipos de antibióticos (amoxicilina, claritromicina) y el inhibidor (omeprazol, pantoprazol, lansoprazol). De todas formas, lo primero que debes hacer es someterte a la prueba, para ver si tienes esa bacteria en tu estómago.

¿Se contagia la 'Helicobacter pylori'?

Mi novio tiene una úlcera de estómago por Helicobacter pylori. *Me gustaría saber si esta bacteria es contagiosa.*

Puedes estar tranquila en este sentido, ya que el *Helicobacter pylori* es una bacteria que se desarrolla en unas células de la mucosa gástrica y no se contagia de una persona a otra. Hay determinados individuos que, por algún motivo, son más sensibles a esta infección —quizá porque segregan una mayor cantidad de ácido— y es capaz de colonizar su mucosa gástrica, pero la bacteria crece y se desarrolla en su aparato digestivo, no sale de ahí porque sólo sobrevive en esas condiciones.

Recaída de una úlcera por 'Helicobacter'

Tuve una úlcera por Helicobacter. *Me sometí a tratamiento durante un tiempo y se me ha curado, pero me preocupa pensar que pueda volver a tenerla.*

La úlcera gástrica en ocasiones es una enfermedad recurrente. Una úlcera se produce cuando los mecanismos de defensa que protegen al estómago o al duodeno se alteran. Esta bacteria está implicada en el origen de muchas úlceras, pero hay otros factores que pueden causar esta lesión, como la ingesta de antiinflamatorios, el hábito tabáquico o el estrés. Con esto lo que queremos decirte es que, independientemente de que ya hayas padecido una úlcera por *Helicobacter*, no estás libre de volver a padecerla en presencia del germen o sin él; y viceversa: puedes reinfectarte por la bacteria sin que ésta te produzca una úlcera. Es importante que tengas cuidado con todo aquello que pueda dañar tu estómago, para intentar evitar la enfermedad.

Lombrices intestinales

¿Qué son las lombrices intestinales?

Un compañero de clase de mi hijo de siete años tiene lombrices. Yo nunca he visto eso y quiero saber si las lombrices intestinales son verdaderas lombrices, es decir, si son gusanos.

Sí, las lombrices intestinales son gusanos de verdad, son parásitos que pueden anidar en el intestino de una persona. Pueden verse en las heces o en los márgenes del ano de las personas infectadas, bien en forma de huevos o bien en su forma adulta, como pequeños gusanos blancos y filiformes. Al decir esto nos referimos a los nematodos llamados oxiuros (*Enterobius vermicularis)* —los helmintos más frecuentes en nuestro medio—, ya que hay otros muchos tipos de parásitos que pueden infectar al hombre y el aspecto varía algo entre unos y otros. Pero cuando se habla de lombrices intestinales en niños, lo habitual es que se trate de los oxiuros o, en menor medida, de *Ascaris lumbricoides* y *Giardia lamblia*.

Los síntomas a través de los que se manifiestan las parasitosis varían según sea el parásito que causa la infección, pero los más comunes son los siguientes: prurito anal nocturno en niños y también vaginal en niñas, sueño intranquilo, terrores nocturnos, dolor abdominal, cambios del ritmo intestinal, tos seca, distensión abdominal y diarrea acuosa de muy mal olor.

Contagio de lombrices

Mi hijo tuvo lombrices. Parece ser que se contagió en el colegio, porque había varios niños infectados en su misma clase. ¿Cómo se puede resolver este problema?

Solucionar el problema del contagio en la población infantil es complicado, sobre todo a determinadas edades en que se llevan a la boca cualquier cosa que encuentran. El contagio se produce por la ingesta de huevos, y los huevos pueden estar en la tierra, en el césped, en el juguete de su amigo o en un bolígrafo que ha tocado alguien, es decir, en cualquier lugar. El niño juega, los huevos se depositan entre sus uñas, luego se chupa la mano o come algo y ya es posible que haya contraído la infección. La única forma de solucionar el problema es detectar los síntomas y tratarlo adecuadamente.

Con algunos tipos de parásitos, no bastará con poner remedio al problema del niño, sino que tendrá que tratarse toda la familia. Ello se decidirá en función de cuál sea el parásito que se detecta en las deposiciones, por un análisis de heces. En cada caso, el médico indicará el tratamiento necesario y quién debe tomarlo para evitar infecciones posteriores.

DIGESTIVO

¿Las lombrices las tienen sólo los niños?

Mis hijos tuvieron lombrices hace unos meses. Nos dijeron que observáramos las deposiciones de toda la familia, pero mi marido y yo no nos contagiamos. Mi pregunta es la siguiente: ¿las lombrices se dan sólo en niños?

No, las parasitosis por lombrices pueden darse tanto en niños como en adultos, es muy fácil que se contagien los familiares adultos que conviven con niños infectados. Por ese motivo, según sea el tipo de parásito de que se trate, no será suficiente con poner solución al problema del enfermo, sino que deberá vigilarse toda la familia simultáneamente para evitar infecciones por contagio.

Malas digestiones

¿Cuándo repite un alimento?

Con frecuencia tengo problemas digestivos, hay muchas cosas que no puedo comer porque me sientan muy mal. Me gustaría saber a qué es debido que repitan algunos alimentos.

Este problema puede deberse a varios factores: a la existencia de un reflujo gastroesofágico por alguna enfermedad como una hernia de hiato, una gastritis o una úlcera; a que exista una ralentización del proceso digestivo con dificultad del vaciamiento gástrico, o al propio alimento en sí, por ser muy fuerte, muy graso, muy picante o muy sabroso.

Hay personas que tienen un tránsito intestinal lento, por lo que los alimentos permanecen más tiempo del normal en el estómago y pueden provocar reflujo. Este problema se trata con unos fármacos llamados procinéticos, que mejoran bastante el problema.

Por otro lado, hay determinados alimentos que repiten por su sabor fuerte o su aroma persistente. Uno de los ejemplos más comunes es el ajo, de uso muy extendido en muchos guisos, aliños y embutidos. Una dieta sana, libre de alcohol y bebidas gaseosas y baja en grasas puede solucionar estas molestias en muchas ocasiones.

Bicarbonato y digestiones pesadas

Mi marido tiene la manía de tomar bicarbonato después de las comidas, dice que si no lo hace, digiere mal los alimentos. ¿Es bueno el bicarbonato para las digestiones pesadas?

El bicarbonato es un compuesto químico que anula el efecto acidificante de los jugos gástricos. Al hacerlo, los alimentos que se encuentran en el estómago tardan más tiempo en ser digeridos, porque los ácidos están disminuidos; en consecuencia, el estómago, para proseguir la digestión, segrega una mayor cantidad de ácido, y produce así un efecto rebote. Es decir, el bicarbonato al principio calma la acidez de una mala digestión, pero después, produce una acidez aún mayor.

Si el problema de tu marido es la acidez, el bicarbonato no es la solución. Existen otros antiácidos mucho más adecuados que éste. Si el problema es una digestión lenta y pesada, no sólo no consigue mejorarla, sino que la lentifica aún más. Lo que debe hacer tu marido es acudir al especialista de aparato digestivo y exponerle su problema para que decida el tratamiento más apropiado y, sobre todo, dejar de usar este producto indiscriminadamente, ya que a la larga puede ocasionarle problemas de otro tipo.

Comidas pesadas con fruta como postre

Me gusta mucho la fruta, pero no puedo tomarla después de las comidas porque me sienta fatal. ¿Por qué el estómago tarda más en hacer la digestión y se pone más pesado cuando la fruta se toma después de la comida?

La explicación es sencilla. La fruta contiene una gran cantidad de azúcares que necesitan de la presencia de unos enzimas determinados para digerirla. Cuando se toma después de las comidas, hay otros alimentos que digerir y tu aparato digestivo tarda más tiempo en hacerlo. Hay determinadas personas que tienen el mismo problema que tú, pero la solución es fácil: debes tomar fruta, preferentemente entre las comidas, sin acompañarla de ningún otro alimento —por ejemplo, para desayunar, a media mañana o en la merienda—. En el postre, sustituye la fruta por un yogur natural, que te aporta bacterias intestinales (lactobacilos) y facilita la digestión.

Reflujo

Factores que provocan el reflujo gástrico

Con frecuencia se me viene un líquido muy ácido a la boca después de las comidas. Me han dicho que eso se llama reflujo gástrico. ¿Se debe el reflujo al tipo de alimentación?, ¿qué otros factores pueden provocarlo?

Las causas de un reflujo gastro-esofágico son múltiples, desde un tipo de alimentación inadecuada, hasta el hecho de padecer alguna patología en el estómago. Sin embargo, existen otros muchos factores que pueden propiciar la aparición del reflujo, como el estrés, el consumo abundante de tabaco, la ingesta de productos irritantes (alcohol, café, té) y de bebidas gaseosas, el acostarse inmediatamente después de una comida copiosa, el uso de prendas ajustadas en la cintura o la tripa que dificulten la digestión, algunos medica-

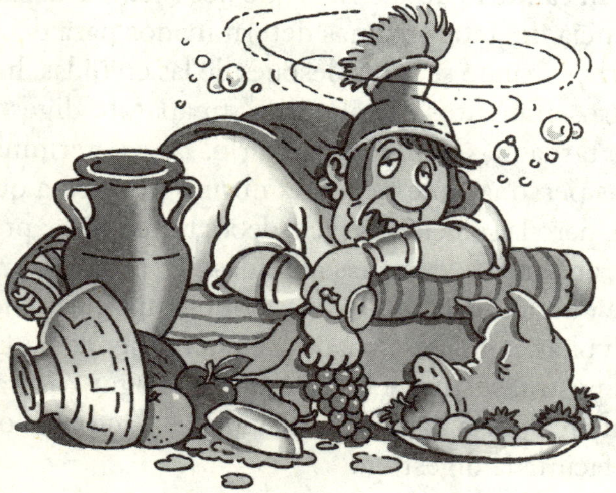

mentos (corticoides, antiinflamatorios, antibióticos, etc.) y, por supuesto, el tipo de alimentación que sigues —si abusas de las grasas, embutidos, picantes, productos de bollería comercial elaborados con margarinas, etc.—. Lleva una dieta sana, rica en frutas, verduras, lácteos, cereales, legumbres y carnes y pescados cocinados a la plancha o hervidos, y si tu problema no mejora, consulta con tu médico para que estudie si existe algún trastorno.

¿Cómo se puede evitar el reflujo?

Tengo reflujo gastro-esofágico y mi médico me ha mandado una medicación, pero quisiera saber si hay alguna otra manera de remediarlo. ¿Cómo se puede evitar el reflujo?

Además de la medicación que te ha prescrito tu médico, hay unas normas posturales y dietéticas que pueden ser de gran utilidad para evitar el reflujo. Son las siguientes:

TRATAMIENTO POSTURAL

- No te sientes ni te acuestes inmediatamente después de haber comido, debes esperar al menos dos horas.
- Eleva el cabecero de la cama unos 10 o 15 cm con unos tacos de madera.
- Evita la ropa y los complementos que te aprieten la cintura (pantalones, faldas, cinturones). Usa ropa holgada.
- Pierde peso si tienes sobrepeso.

• No te agaches, ni cojas pesos, ni hagas esfuerzos después de comer.

TRATAMIENTO DIETÉTICO

• Evita las comidas copiosas.

• Come poco, pero hazlo a menudo. Tomar alimentos a media mañana y a media tarde neutraliza los ácidos gástricos. Procura que no sean cítricos.

• Evita los alimentos que producen irritación del estómago: café, bebidas gaseosas, té, especias, picantes y grasas.

• Los alimentos deben estar a la temperatura adecuada: ni muy fríos, ni muy calientes.

• Hay algunas bebidas y alimentos que favorecen el reflujo y, por tanto, lo mejor es que desaparezcan de tu dieta. Entre ellos están: alcohol, grasas, chocolate, ajo, menta y canela.

HÍGADO

Cirrosis

Padecer cirrosis sin beber alcohol

A un vecino que conozco de toda la vida le han diagnosticado cirrosis, y yo jamás le he visto tomar ni una gota de alcohol. ¿Todas las cirrosis son provocadas por la ingesta de alcohol?

Claro que no. La cirrosis hepática puede deberse a otras muchas causas, aunque mucha gente piensa lo mismo que tú, ya que en los países desarrollados el consumo excesivo de alcohol es el principal responsable de la cirrosis.

La cirrosis es la destrucción del tejido hepático normal y su sustitución por un tejido cicatricial que no funciona y no se regenera. Otros factores implicados en el origen de una cirrosis son: el uso de ciertos medicamentos, la infección por los virus de la hepatitis B y C, algunas enfermedades autoinmunes, la obstrucción del conducto biliar, la diabetes, la desnutrición, el exceso de hierro en el organismo (hemocromatosis), la acumulación de cobre (por una rara enfermedad hereditaria, la enfermedad de Wilson), el déficit de algunos enzimas (alfa 1 antitripsina), y un largo etcétera.

¿Cómo se cura la cirrosis?

Mi padre ha bebido en exceso durante muchos años. Por una serie de problemas que no vienen al caso, empezó a encontrarse mal y nos han dicho que tiene cirrosis. ¿Cómo se cura una cirrosis?

La cirrosis es una enfermedad generalmente progresiva. Si tu padre padece una cirrosis alcohólica en fase inicial y deja de beber, el proceso de destrucción en el hígado suele detenerse, pero la parte que ya se le ha fibrosado se queda así para siempre, no se puede recuperar. No existe ninguna curación para la cirrosis, el único tratamiento posible es abandonar el alcohol para que la enfermedad no siga su curso y consumir una dieta sana muy rica en vitaminas y antioxidantes.

Cuando la cirrosis está muy avanzada, sólo cabe el trasplante de hígado, pero deben darse algunos factores especiales para que éste sea posible.

Es hora de que tu padre empiece a cuidarse porque beber no le sacará de ningún problema, sino que añadirá a los que ya tiene el de una mala salud.

Hepatitis

Hepatitis A

Mi hermano enfermó de hepatitis A en la mili. ¿Pueden explicarme cómo se transmite esta enfermedad y cuántos tipos de hepatitis hay?

La hepatitis A se transmite a través de las deposiciones de una persona infectada. Por lo general, esto es consecuencia de una higiene deficiente, algo por suerte cada vez menos habitual en países desarrollados. Pueden aparecer brotes que se propagan a través de aguas o de alimentos contaminados —como vegetales crudos mal lavados o mariscos crudos—. Por eso son más frecuentes cuando se sirven comidas para grupos grandes (cuarteles, colegios, etc.). Pero también se dan casos aislados por contacto con una persona infectada —normalmente, este último es un tipo de hepatitis leve que a veces pasa desapercibida por-

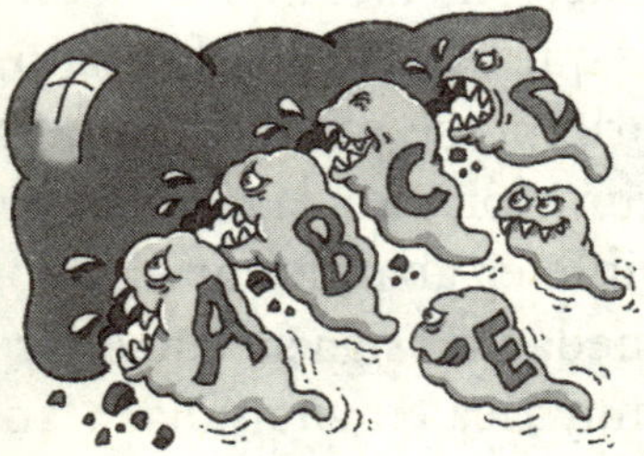

que no causa síntomas y no produce daños permanentes en el hígado—.

Hay otros tipos de hepatitis y sus nombres varían según el virus que las causa: hepatitis B, C, D y E. En ocasiones —escasas—, la hepatitis o inflamación del hígado puede deberse a otras enfermedades víricas, como la mononucleosis infecciosa, la infección por citomegalovirus o la fiebre amarilla.

¿Son contagiosas las hepatitis?

Mi marido tuvo una hepatitis por unos medicamentos que tomó y estuvo bastante fastidiado. No tenía ganas de comer, se encontraba muy cansado, le dolía la tripa y se puso amarillo. Como tenemos hijos pequeños, pregunté y me dijeron que no era contagiosa, pero he leído que las hepatitis son siempre contagiosas. ¿Es verdad? ¿Son todas las hepatitis contagiosas?

La hepatitis es una inflamación del hígado. Esta inflamación puede deberse a diferentes causas: a la toma de algunos medicamentos —como es el caso de tu marido— o a la infección por algunos virus, que son los virus de la hepatitis A, B, C, D y E.

Las hepatitis causadas por virus son infecciosas, y por tanto pueden contagiarse de unas personas a otras, pero la de tu marido es una hepatitis medicamentosa y no se contagia. Puedes estar tranquila porque la información que te dieron es verdadera.

Lo que ocurre es que son más frecuentes las hepatitis víricas, y por eso a veces se generaliza diciendo que las hepatitis se contagian.

Hígado graso

Transaminasas elevadas y esteatosis hepática (hígado graso)

Mi hermano se hizo un análisis de rutina en la empresa y tenía muy altas las transaminasas. Le mandaron al especialista de digestivo y le han dicho que tiene una esteatosis hepática. ¿Qué significa eso?

La esteatosis hepática se conoce también, más popularmente, con el nombre de hígado graso. Tener un hígado graso significa que, por alguna causa que hay que estudiar, el hígado no es capaz de metabolizar la grasa que le llega, ésta se acumula dentro de las células hepáticas y dificulta el buen funcionamiento del órgano en cuestión. Para poder diagnosticar un hígado graso es necesario realizar una ecografía hepática, que permite apreciar la acumulación de gotas de grasa en su superficie. El aumento de las transaminasas en sangre se debe a que el hígado no cumple su función correctamente. Las transaminasas son unos enzimas que el hígado produce en condiciones normales, pero cuando aumentan significa que existe algún tipo de alteración provocado por causas diversas —como una hepatitis, un hígado graso, una ingesta excesiva de alcohol o la toma de algunos medicamentos—.

Tu hermano debe seguir al pie de la letra las indicaciones del médico y cambiar sus hábitos nocivos —si es que los tiene—, perder peso y evitar todo lo que pueda dañar su hígado ahora que aún está a tiempo, porque una esteatosis hepática que no se cuida puede desembocar en algo mucho más grave, como es una cirrosis.

Tipo de alimentación con un hígado graso

Mi marido tiene el hígado graso, se lo vieron en unos análisis y unas pruebas que le hicieron después. ¿Las personas con hígado graso deben poner cuidado especial en su alimentación?

Por supuesto que sí. Tener el hígado graso significa que éste no funciona bien y no es capaz de metabolizar las grasas que le llegan. Por ese motivo, las personas que padecen esta enfermedad deben extremar el cuidado con lo que comen, y no sólo llevar una dieta adecuada, sino evitar cualquier sustancia que pueda perjudicar al hígado todavía más, como el alcohol y algunos medicamentos que tu médico te indicará (analgésicos, anticonceptivos, antidepresivos, ansiolíticos, etc.).

La dieta debe ser rica en frutas, verduras, cereales, lácteos desnatados, y pescados. Es básico prescindir de todos los productos ricos en grasas, así como restringir el consumo de carne roja a una vez por semana —sustituyéndola por pollo o conejo— y aumentar por el contrario el consumo de pescado —pero a la plancha o hervido, nunca frito—. Si tiene sobrepeso, es fundamental que pierda kilos para que el hígado vuelva a funcionar correctamente.

La práctica de ejercicio físico puede ayudarle a combatir con más éxito y más rapidez esas grasas que le sobran.

Ictericia

¿Qué es la ictericia?

Mi abuelo ha tenido una enfermedad en el hígado. Le llevamos a urgencias porque vomitaba y le dejaron ingresado tras diagnosticarle ictericia. ¿Qué es la ictericia?

La ictericia no es una enfermedad, sino un síntoma. Es la coloración amarillenta que adquieren la piel y las mucosas cuando se produce un aumento de la bilirrubina en sangre, generalmente por un problema hepático o una obstrucción biliar. Suele ser muy llamativo, especialmente en casos de obstrucción biliar prolongada. Cuando aparece este síntoma, es preciso realizar un estudio a la persona que lo padece para llegar a conocer y poder tratar la causa que lo produce —que puede ser desde un proceso leve, como una colelitiasis, hasta patologías más graves, como una hepatitis o una pancreatitis—.

INTESTINO Y ANO

Absceso ano-rectal

¿Por qué se producen los abscesos ano-rectales?

Mi hijo pasa muchas horas sentado porque es taxista. Llevaba unos días con unos dolores muy fuertes en el ano, fuimos al médico y le ha visto que tiene un absceso ano-rectal. ¿Por qué se producen estos abscesos?

Un absceso ano-rectal es una infección producida por bacterias que infectan e invaden el espacio alrededor del ano y del recto. Son bastante frecuentes porque es una zona muy contaminada por bacterias intestinales, mal ventilada, y por tanto, mal oxigenada, un buen caldo de cultivo para una infección.

En el caso de tu hijo, es —si cabe— más normal que se den este tipo de abscesos, porque pasa muchas horas sentado y la agresión local es mayor.

Debe seguir el tratamiento que le han mandado, mantener una higiene escrupulosa, sobre todo después de las deposiciones, usar ropa interior de algodón y evitar las fibras sintéticas en contacto con su cuerpo para transpirar mejor y evitar que se le pueda formar nuevamente.

Tratamiento para un absceso ano-rectal

Tenía un dolor muy fuerte en el recto, sobre todo al hacer de vientre y me han dicho que se debe a un absceso rectal. Como me duele mucho, me da miedo lo que me tengan que hacer, por lo que me gustaría saber cómo se tratan este tipo de infecciones.

El tratamiento dependerá del estado del absceso, de su localización y de los síntomas que produzca.

Cuando el absceso está situado en el ano, por debajo de la piel, causa dolor, hinchazón, enrojecimiento y una enorme sensibilidad a la palpación. Si está más arriba, en el recto, puede llegar a producir fiebre y dolor en la parte baja del abdomen.

Como es un proceso infeccioso, a veces se intenta tratar con antibióticos para erradicar las bacterias que lo han provocado, con antiinflamatorios para tratar la inflamación y con analgésicos para evitar el dolor, que en ocasiones es muy intenso. Sin embargo, hay veces en que el tratamiento con fármacos resulta poco efectivo y es preciso drenar la infección (pus) mediante una incisión en la piel, que se hace con anestesia. Luego suele dejarse un drenaje durante unos días para que termine de salir todo el material purulento contaminado hasta la curación total.

¿Se puede reproducir un absceso?

He tenido un absceso anal. Me tuvieron que operar para drenarlo porque era muy grande y el cirujano pensó que no remitiría con medicinas. Lo he pasado tan mal con las curas que estoy verdaderamente asustado y me gustaría saber si una vez curado se puede reproducir.

Pues por desgracia, sí. Un absceso anal es una infección localizada en la piel del extremo distal del aparato digestivo. Hay personas que muestran una mayor tendencia a padecer este tipo de procesos, posiblemente porque tengan algún pliegue anómalo o alguna pequeña malformación del esfínter anal.

Para evitarlo en lo posible, debes procurar mantener una higiene meticulosa en la zona, lavarte bien con agua y jabón —si te encuentras en casa— o con toallitas higiénicas si estás fuera, después de cada deposición. También es importante usar ropa cómoda que no te comprima la zona y de tejidos nobles que permitan una buena oxigenación local. Si vuelves a notar molestias, acude al médico cuanto antes, porque si se coge a tiempo, puede curarse con antibióticos, sin necesidad de recurrir a la cirugía.

Apendicitis

Síntomas de una apendicitis

Mi hija de 14 años tiene algunas veces dolores de tripa muy fuertes, sobre todo en el lado derecho. Más de una vez hemos tenido que llevarla a urgencias, la tienen en observación y luego se le pasa. Siempre piensan que pueda ser apendicitis. ¿Cuáles son los síntomas de una apendicitis? ¿Si vuelve a pasarle, debo ir a urgencias?

Los síntomas de la apendicitis varían de unos pacientes a otros, porque el apéndice puede tener distintas localizaciones según la persona.

El apéndice es un pequeño saliente —como un dedo— que se encuentra en el ciego, la parte donde el intestino grueso se une al delgado.

Los síntomas más frecuentes de apendicitis son náuseas, vómitos, endurecimiento de la tripa, fiebre y un dolor muy intenso alrededor del ombligo o en la parte inferior derecha del abdomen, que casi no permite la exploración. Si se hace un análisis de sangre, suele dar signos de infección, pues aumenta el número de leucocitos.

El problema es que no todos los pacientes toleran igual el dolor y a veces es muy complicado para el médico valorar si se trata o no de apendicitis.

De cualquier manera, si tu hija vuelve a sentir ese dolor fuerte en el costado derecho, por supuesto que debes trasladarla nuevamente al hospital. Si no es nada, mejor, pero si en un momento dado aparece esta enfermedad, es preciso intervenir quirúrgicamente cuanto antes, porque de lo contrario pueden producirse complicaciones graves.

¿Siempre se opera una apendicitis?

Estuve ingresada en urgencias porque creían que tenía apendicitis, me hicieron un montón de análisis y al final no me operaron. ¿Por qué hay personas que se tienen que operar de apendicitis y otras que no?

Cualquier persona que presente un cuadro de apendicitis aguda debe ser intervenida quirúrgicamente y de forma urgente. Si a ti no te operaron, es porque no tenías una apendicitis.

El problema de esta infección reside en que muchas veces es difícil de diagnosticar a partir de los síntomas que presenta el paciente, e incluso éstos pueden variar notablemente de unas personas a otras.

Ya sabes cuáles son los síntomas a través de los que se manifiesta una apendicitis, pero sólo aparecen varios de ellos. Las pruebas de imagen (radiografía, ecografía, escáner) aportan pocos datos porque no suele verse o se ve mal, y en cuanto a la analítica, detectará signos de infección, pero

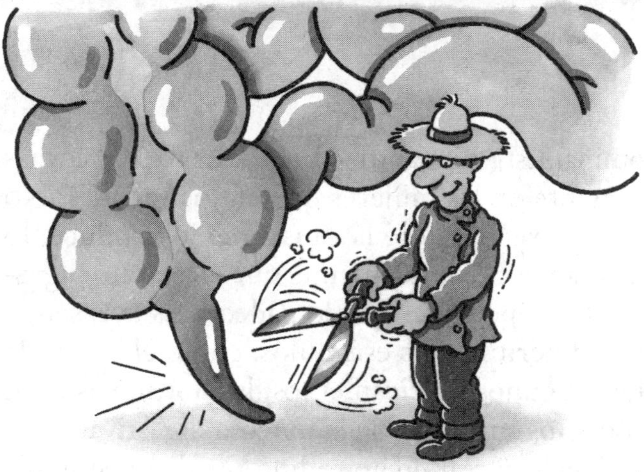

no determinará si se debe al apéndice o a un proceso infeccioso en otra zona. De hecho, alrededor de un 15% de las personas operadas de apendicitis no tenían infección, y sólo se ha podido comprobar una vez se les ha extraído el apéndice. Sin embargo, cuando el cirujano sospecha que pueda haberla —aunque luego no se confirme—, es mejor intervenir, ya que si estuviera en lo cierto el apéndice podría perforarse y provocar una infección generalizada y más grave en la cavidad abdominal (peritonitis).

Colon irritable

Causas de un colon irritable

Mi hija, de 26 años, es muy nerviosa, y los nervios le producen malestar en la tripa. Me ha dicho el médico que tiene el colon irritable. ¿Cuál puede ser la causa de que tenga el colon irritable?

El colon irritable es un trastorno de la motilidad del tracto gastrointestinal que produce dolor abdominal, estreñimiento y diarrea. Es tres veces más frecuente en las mujeres que en los varones. No se sabe exactamente la causa que lo produce, lo que ocurre es, simplemente, que el aparato digestivo de las personas que lo padecen es más sensible a determinados estímulos, como el estrés, la dieta, algunos medicamentos, las hormonas o los productos irritantes de la mucosa digestiva.

Suele cursar en episodios, puede haber temporadas libres de síntomas y temporadas en que éstos son casi continuos. Debes hacer comprender a tu hija que tiene que tomarse la vida con más tranquilidad, pues sería mucho más feliz, sufriría menos y se solucionaría la mayoría de sus problemas.

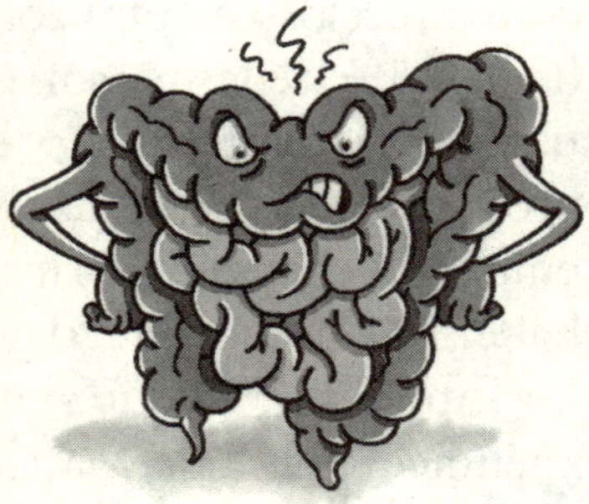

¿Cómo saber si padeces colon irritable?

Con frecuencia tengo diarreas sin saber a qué se deben, he oído hablar de una enfermedad que se llama colon irritable, y creo que mis síntomas son parecidos. ¿Cómo se sabe que una persona padece de colon irritable?

El diagnóstico de esta enfermedad es fundamentalmente clínico, y se establece a partir de los síntomas que refiere el paciente. Por lo general, la exploración física de una persona afectada de colon irritable es prácticamente normal, excepto el dolor en el abdomen cuando se palpa el intestino grueso. Sin embargo, es preciso realizar una serie de pruebas para descartar que pueda padecer una enfermedad inflamatoria intestinal más grave. Las pruebas son las siguientes: análisis de sangre, radiografías de abdomen, ecografía, y a veces una colonoscopia. Los resultados suelen ser normales, salvo la presencia de espasmos y dolor en algunos casos.

Si padeces con bastante frecuencia dolores abdominales, diarrea o estreñimiento o una alternancia de éstos, consulta con tu médico de familia, porque sí podría tratarse de un síndrome del intestino irritable y debes ser diagnosticada para que el médico decida el tratamiento más adecuado.

La fibra para el colon irritable

Tengo el colon irritable, y me ha recomendado una amiga que tome fibra, pero me da miedo hacerlo sin consultar. A una persona que padece colon irritable, ¿le perjudica tomar fibra dietética y alimentos ricos en fibra?

Eso depende del curso de tu enfermedad. El colon irritable puede cursar de varias maneras, fundamentalmente de dos:

- Colon espástico, que normalmente se debe a la comida, especialmente a determinados tipos de comida (lácteos, trigo, café, té, cítricos, productos ricos en grasa), y puede alternar episodios de estreñimiento con otros de diarrea de intenso dolor, pero en estos pacientes el dolor es el síntoma fundamental.

• El otro tipo alterna también la diarrea con el estreñimiento, pero no produce dolor porque el intestino no sufre esos espasmos tan intensos.

La fibra dietética y los alimentos ricos en fibra pueden beneficiarte, especialmente si tu problema principal es el estreñimiento; sin embargo, no es extraño que la ingesta abundante de fibra empeore otros síntomas también frecuentes en esta enfermedad, como la distensión o dilatación abdominal y la flatulencia o acumulación de gases en el tubo digestivo.

De todas formas, pruébalo a ver cómo te va, porque en el colon irritable cada paciente es un mundo diferente; si no te da buen resultado, siempre estás a tiempo de suspenderla, pero si te va bien, la fibra es muy saludable para tu aparato digestivo.

¿Se puede quitar el dolor del colon irritable?

Padezco de colon irritable, y en algunas temporadas, coincidiendo con la época de más trabajo, tengo unos dolores de tripa insoportables. ¿Hay algún remedio para erradicar el dolor producido por un colon irritable?

Sí, existen medicamentos que se emplean para tratar el dolor asociado a un colon irritable. Se conocen con el nombre de antiespasmódicos y su función es disminuir las contracciones dolorosas o espasmos que se producen en el colon.

Lo que sí está demostrado es que el uso de medicamentos antidepresivos y ansiolíticos, además de algunas técnicas como la psicoterapia, el autocontrol, la modificación del comportamiento, la hipnosis o la relajación, pueden mejorar los síntomas en algunos casos y distanciar los brotes en otros; es decir, en general ayudan a los pacientes afectados por este problema. Por intentarlo tampoco pierdes nada.

Divertículos

¿Qué es un divertículo? ¿Cuál es el tratamiento más indicado?

Mi padre ha sido diagnosticado de divertículos en el intestino, aún le están haciendo pruebas. Una vez se confirme el diagnóstico, ¿habrá que operarle?, ¿podría haber otro tratamiento? Por favor, explíquenme también qué es un divertículo.

Un divertículo es una protuberancia, con forma de saco, que puede aparecer en cualquier parte del tracto digestivo, pero sin duda alguna el lugar más frecuente es el intestino grueso, sobre todo su última porción antes del recto. Por lo general, las personas que presentan divertículos no tienen síntomas, quizá esporádicamente pueden padecer cólicos abdominales con diarrea y espasmos intestinales atribuibles. En ocasiones, los divertículos se complican y provocan hemorragias, infecciones o inflamaciones que derivan en una diverticulitis. La diverticulosis, o presencia de divertículos, no requiere intervención quirúrgica, salvo si son de gran tamaño. Por el contrario, la diverticulitis, o inflamación de los divertículos, sí puede precisar cirugía.

Si a tu padre sólo le han diagnosticado que tiene divertículos, es decir, una diverticulosis, probablemente no habrá que operarlo. El tratamiento que deberá seguir es fundamentalmente dietético: tomar alimentos ricos en fibra, abundantes vegetales, frutas y cereales, que es la mejor solución para reducir los espasmos intestinales. A veces, además de la fibra, es necesario un aporte extra como el que proporcionan el salvado o la metilcelulosa, con el fin de no tener que hacer mucha presión para el avance del bolo alimenticio a través del intestino, lo cual puede agrandar el tamaño de los divertículos.

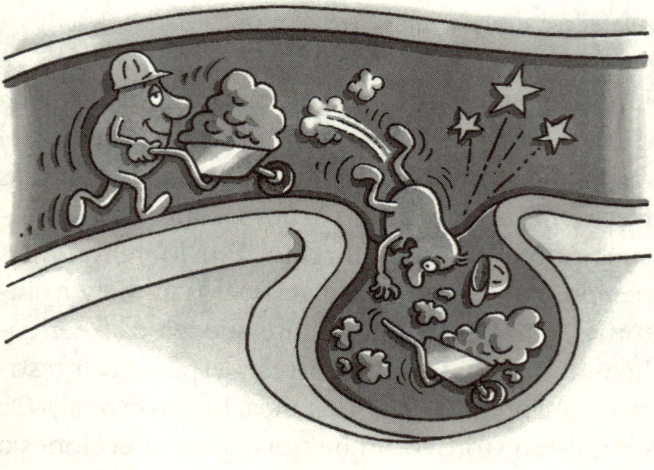

Enfermedades inflamatorias intestinales

DIGESTIVO

Colitis ulcerosa

Diferencias entre colitis ulcerosa y enfermedad de Crohn

Me gustaría saber qué diferencias existen entre la colitis ulcerosa y la enfermedad de Crohn, porque mi madre tiene una enfermedad inflamatoria intestinal y le están haciendo un montón de pruebas para saber si es una u otra la que padece.

La colitis ulcerosa es una enfermedad crónica en la que el intestino grueso se inflama y se producen úlceras en su mucosa, lo que provoca diarrea sanguinolenta, retortijones y fiebre. Las diferencias fundamentales con la enfermedad de Crohn son dos: la colitis ulcerosa no afecta a todo el grosor de la pared intestinal, mientras que el Crohn sí lo hace; la colitis ulcerosa puede extenderse a lo largo de todo el intestino grueso, pero nunca al intestino delgado, que en cambio sí se ve afectado por él.

La causa de una y otra es desconocida, pero en ambos casos se baraja la posibilidad de una respuesta inmune alterada e hiperactiva, si bien en la colitis ulcerosa se ha dado una mayor preponderancia a factores genéticos y de herencia.

Tanto la colitis ulcerosa como el Crohn están dentro del grupo de enfermedades inflamatorias crónicas del intestino, por eso el diagnóstico y el tratamiento son semejantes. El diagnóstico diferencial definitivo se realiza por medio de una biopsia intestinal.

Relación entre colitis ulcerosa y cáncer de colon

Mi hermano está diagnosticado de colitis ulcerosa, y he leído que el hecho de padecer esta enfermedad aumenta el riesgo de cáncer de colon. ¿Es cierto eso?

Sí, es cierto, pero este dato es más frecuente en las personas que padecen una colitis ulcerosa extensa, es decir, que afecta a un tramo muy largo de su intestino grueso y de muchos años de evolución.

Por este motivo, todos los pacientes enfermos de colitis ulcerosa deben realizarse colonoscopias (técnica exploratoria con la que se visualiza el colon por medio de la introducción de una fibra óptica por vía rectal) de forma periódica —cada seis meses o cada año, según le indique su especialista de aparato digestivo—. De esta manera, aun en el caso de que se desarrollara un cáncer de colon, éste sería advertido e intervenido a tiempo.

Es mejor no pensar en las cosas que pueden pasar, pero si por desgracia se presentaran complicaciones, el pronóstico mejora muy notablemente si se tratan a tiempo, así que anima a tu hermano a confiar en sus médicos, a seguir sus indicaciones y sus revisiones; de esa manera no tendrán por qué preocuparte los posibles riesgos a los que podría estar expuesto.

DIGESTIVO

Cuidados de una persona con colitis ulcerosa

Mi marido padece una colitis ulcerosa y me gustaría que me explicaran qué cuidados debe tener en su alimentación. Y si hace una dieta estricta, ¿puede dejar de tomar las medicinas que le mandan?

El tratamiento de la colitis ulcerosa se encamina fundamentalmente a reducir los síntomas de dolor y diarrea y a reponer las pérdidas de líquidos y nutrientes. Por este motivo, las comidas deben ser frecuentes, ligeras y regulares, y la ingesta líquida muy abundante.

Es importante evitar el consumo de frutas y vegetales crudos para reducir las úlceras o lesiones del intestino inflamado. Una dieta libre de lácteos puede ayudar a disminuir los síntomas de esta enfermedad. Por tanto, los alimentos deben ser ricos en proteínas, especialmente la proteína del pescado, que por su elevado aporte de ácidos grasos omega-3 y omega-6, tiene un beneficioso efecto antiinflamatorio, y además le aportará a tu marido el calcio que no ingiere al tener que privarse de la leche y sus derivados. No deben faltar tampoco los cereales y las legumbres, puesto que contienen otros nutrientes esenciales.

En general, una persona afectada de colitis ulcerosa ha de llevar una dieta lo más completa posible, salvo los productos que debe excluir y que hemos citado antes, hacer una vida ordenada, comer de forma regular y en pequeñas dosis que no sobrecarguen su proceso digestivo.

Por otro lado, es preciso que cumpla escrupulosamente el tratamiento farmacológico prescrito por su especialista, ya que la dieta ayuda, pero no controla absolutamente la enfermedad —eso sólo se consigue tomando las medicinas necesarias—.

Crohn

¿Qué es la enfermedad de Crohn?

En mi familia hay dos personas que padecen la enfermedad de Crohn. Yo nunca había oído hablar de ella hasta que se la diagnosticaron a mis familiares, y me gustaría saber a qué se debe la aparición de esta enfermedad.

La enfermedad de Crohn es una inflamación crónica de la pared intestinal que causa múltiples problemas de absorción de los alimentos y en otros órganos del cuerpo. Esta enfermedad afecta a todas las capas de la pared intestinal y puede presentarse en cualquier parte del tracto digestivo, si bien es más frecuente en la parte final intestino delgado (íleon) y en el intestino grueso.

Se desconoce por el momento la causa que origina la enfermedad de Crohn, aunque se barajan las siguientes: un mal funcionamiento del sistema inmunitario, la influencia de algunos tipos de alimentos en la aparición de una respuesta inmune inadecuada, factores genéticos, factores ambientales, factores psicológicos o emocionales o algún proceso infeccioso extraño.

Alimentación para un enfermo de Crohn

Mi hermano padece la enfermedad de Crohn. Vivimos los dos juntos porque estamos estudiando fuera de casa y me gustaría poder prepararle comidas que no le sienten mal. ¿Qué tipo de alimentación debe seguir una persona con esta enfermedad?

La alimentación sana es fundamental para la vida y el bienestar de los pacientes con enfermedad de Crohn, ya que con frecuencia no absorben bien los nutrientes debido a las lesiones de la mucosa intestinal y a la alta incidencia de diarreas. Deben hacer comidas frecuentes, poco copiosas y con un bajo contenido en grasas. Aumentar el consumo de pescado es muy beneficioso por los ácidos grasos omega-3 y omega-6 que contiene, de importante efecto antiinflamatorio. Con frecuencia, uno de los nutrientes más carencial es el cinc, y su escasez produce una disminución de la capacidad de respuesta inmune al tiempo que agrava las lesiones inflamatorias de la mucosa, por lo que un aporte abundante de alimentos ricos en este mineral será muy bueno para tu hermano. El cinc se encuentra en altas cantidades en alimentos como: mariscos, carne de caballo, pipas de girasol, caracoles, soja, quesos de bola, gruyer o emmental y manchegos curados, guisantes y habas secas, lentejas, sardinas en aceite y nueces.

Es fundamental que te ocupes de su alimentación y su dieta si eres tú quien prepara sus comidas, ya que junto al tratamiento médico una dieta saludable constituye la base de su bienestar.

Síntomas de la enfermedad de Crohn

¿Cómo se sabe si una persona tiene la enfermedad de Crohn? Estoy preocupada porque tengo muchas dia-

rreas y el médico de familia me ha remitido al especialista de digestivo para que me haga un estudio y descarte esta enfermedad. Tengo 27 años.

La enfermedad de Crohn debuta generalmente por debajo de los 30 años, sobre todo entre los 14 y los 24 años. Afecta por igual a ambos sexos y tiene una mayor incidencia entre la etnia judía y las familias con historia de colitis ulcerosa. Los primeros síntomas y más característicos de la enfermedad de Crohn son diarrea crónica, dolor abdominal (retortijones), fiebre, pérdida de peso y pérdida de apetito. A veces, palpando el abdomen puede apreciarse una zona más abultada en el lado derecho. En ocasiones, aparece también inflamación de los ojos, de la piel o de las articulaciones.

Es raro que se trate de esta enfermedad si sólo tienes diarrea; no obstante, debes someterte a las pruebas que te recomiende el especialista de digestivo, ya que en el supuesto de padecer un Crohn es preciso que lo sepas e inicies el tratamiento adecuado. Las pruebas necesarias para el diagnóstico incluyen análisis de sangre, radiografías tras la ingesta de un contraste con bario, la colonoscopia o visualización directa del colon con un tubo de fibra óptica que se introduce por el ano, el TAC (Tomografía Axial Computarizada) y una biopsia intestinal.

¿Se cura la enfermedad de Crohn?

Me diagnosticaron la enfermedad de Crohn hace varios años, seguí un tratamiento y no he vuelto a tener problemas. Me dijeron que era una enfermedad crónica, pero a mí no ha vuelto a molestarme. ¿Es posible que me haya curado?

La enfermedad de Crohn es una enfermedad crónica que cursa en brotes y tiene unos periodos de remisión que pueden durar un tiempo variable. El tratamiento es complejo, e incluye distintos tipos de fármacos —además de una dieta específica para cada enfermo— según las características del brote agudo. En ocasiones es precisa la cirugía para extirpar fragmentos del intestino dañado si surgen complicaciones. Siguiendo este tipo de tratamientos, los síntomas pueden mejorar notablemente y los brotes agudos espaciarse durante largo tiempo, e incluso no volver a aparecer, pero la enfermedad es crónica, no tiene curación posible. Las lesiones de la pared intestinal no se curan nunca, aunque no produzcan sintomatología.

Es bueno que no hayas tenido más brotes, eso indica que te cuidas bien y llevas una dieta adecuada, así que sigue haciéndolo de esta manera para que tu enfermedad no te dé problemas.

Fístula anal

Diferencias entre fístula y fisura anal

Mi marido ha tenido muchas molestias en la zona del ano. El día en que fue al especialista de aparato digestivo no pude acompañarle y él estaba muy nervioso, por lo que no sabe si le diagnosticaron una fístula o una fisura anal. Le dieron un informe, pero no se entiende muy bien lo que dice. ¿No es lo mismo una fístula que una fisura?

No es lo mismo, son dos procesos diferentes cuya única semejanza es que ambos afectan a la porción más distal del intestino: el ano. Una fisura anal es una úlcera o una pequeña herida o desgarro en la mucosa que recubre el ano. Una fístula anal o fístula ano-rectal es un trayecto anómalo (a modo de pequeño túnel) desde el ano o el recto hasta la piel que rodea el ano o, en ocasiones, hasta otros órganos, como la vejiga o la vagina.

Nuestro consejo es que le llevéis el informe que le ha dado el especialista de digestivo al médico de familia, para saber qué es exactamente lo que tiene tu marido y cuál es el tratamiento al que debe someterse para evitar problemas. Los tratamientos son también diferentes: mientras que una fístula puede precisar cirugía para cerrarla, una fisura suele curar con medidas terapéuticas más sencillas aunque a veces, si no terminan de cicatrizar, también pueden requerir tratamiento quirúrgico.

¿Por qué se produce una fístula?

Mi madre está operada de un cáncer de colon desde hace nueve años, después le dieron radioterapia. Hace dos meses nos llevamos un buen susto porque empezó a expulsar pus con las deposiciones y pensábamos que teníamos que volver a empezar; por suerte sólo era una fístula ano-rectal. ¿Por qué se produce una fístula?

Las fístulas comienzan en una glándula profunda de la pared del recto o del ano, a veces como camino directo para drenar un absceso y vaciar su contenido al exterior, pero en muchas ocasiones se desconoce la causa que las provoca. Lo que sí se sabe es que son mucho más frecuentes en personas con enfermedades inflamatorias intestinales, con diverticulitis, con lesiones anales o rectales, en lactantes y en personas que han padecido cáncer de colon, especialmente en aquellas que han recibido radioterapia, como es el caso de tu madre. Probablemente esta fístula que le han diagnosticado hace unos meses es una complicación tardía del agresivo —pero necesario— tratamiento radioterápico que recibió para tratar su problema intestinal.

Por suerte sólo es una fístula a la que se le puede poner solución con un sencillo tratamiento quirúrgico.

Fisura anal

Fisura anal, causas que la producen y síntomas con los que se manifiesta

Mi hermano ha tenido ya en dos ocasiones una fisura anal. ¿Cuál es la causa de una fisura anal y a través de qué síntomas se manifiesta?

Una fisura anal es un desgarro o herida en la mucosa que recubre el ano y se debe generalmente a la evacuación de heces muy duras y muy voluminosas, por esto son relativamente frecuentes en personas que padecen de estreñimiento, aunque también pueden producirse estas lesiones al realizar determinadas prácticas sexuales, como es la penetración anal.

Los síntomas que presentan son dolor y sangrado durante la evacuación o después de ésta y su diagnóstico es sencillo, mediante la visualización del ano con un fibroscopio.

Tratamientos para una fisura anal

Con frecuencia padezco de fisuras anales, porque soy muy estreñida. Sólo una vez me han tenido que operar. Me gustaría que me dijeran cuál es el tratamiento más adecuado para una fisura anal.

Para evitar que se produzcan en un caso como el tuyo, que se deben a un ritmo intestinal lento, es preciso combatir el estreñimiento para tratar el problema de base. Para ello, has de consumir alimentos muy ricos en fibra que mejoren tu tránsito intestinal y formen las heces con una buena consistencia; es fundamental beber mucho líquido para hidratar y ablandar el bolo fecal así como caminar, moverte y realizar un ejercicio moderado que ayude en tu proceso digestivo. Si cumples estos consejos, tus digestiones serán mucho mejores y tu estreñimiento mejorará, lo que evitará el dolor y las lesiones que puede causarte la deposición de heces muy duras. Además, puedes usar emolientes y lubricantes —en forma de enemas o de supositorios— que reblandezcan las heces en la ampolla rectal y faciliten su expulsión. Un baño de asiento con agua templada después de cada evacuación será beneficioso para aumentar el flujo sanguíneo local y favorecerá la curación de las fisuras que padeces con frecuencia. Evita también determinadas prácticas sexuales que puedan favorecer la aparición de estas heridas en tu mucosa ano-rectal.

Hemorroides

¿Por qué se producen las hemorroides?

Desde hace años padezco de hemorroides y yo no he tenido hijos. Creía que se producían por el embarazo, pero no es mi caso. ¿Por qué se producen las hemorroides?

Las hemorroides son dilataciones venosas o varices del plexo venoso hemorroidal, es decir, de las venas situadas alrededor del ano que irrigan el

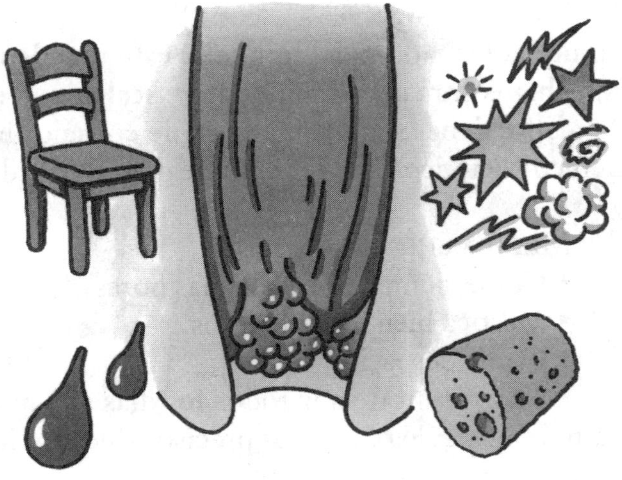

recto y el ano. Las que se desarrollan dentro del recto se llaman hemorroides internas, y las que protruyen desde el recto hacia fuera, a través del ano, se denominan hemorroides externas.

Las hemorroides se suelen producir por esfuerzos intensos y repetidos durante las evacuaciones; por este motivo, el estreñimiento favorece su aparición y las posibles complicaciones a que pueden dar lugar estas dilataciones venosas anómalas. También pueden deberse a otras causas, como son algunas enfermedades hepáticas que aumentan la presión sanguínea en la vena porta, el sedentarismo, estar mucho tiempo sentado y el embarazo.

Alimentación para las hemorroides

Tengo hemorroides y paso verdaderos suplicios en el momento de las deposiciones. Me gustaría saber qué alimentación es la más adecuada para las personas que padecemos este problema.

Lo más adecuado para combatir este problema es luchar contra el estreñimiento y acabar con él. Para ello, debes seguir una serie de consejos higiénico-dietéticos que te serán de gran utilidad.

MEDIDAS HIGIÉNICAS

- Come siempre a las mismas horas.
- Mastica bien los alimentos.
- Come despacio.
- Acostúmbrate a ir todos los días a la misma hora al servicio, pues es preciso educar al in-

testino. Elige una hora en la que suelas estar en casa y cúmplelo. Puede ser por la mañana, por la noche o después de la comida, pero siempre igual.

• Si tienes ganas de ir al servicio, no te reprimas, busca el lugar adecuado y no esperes.

• Haz ejercicio físico, caminar una hora al día puede ser suficiente para estimular el intestino.

• Evita llevar ropa muy ajustada en la cintura.

• Combate la obesidad.

MEDIDAS DIETÉTICAS

• Debes consumir alimentos ricos en fibra, como cereales integrales, frutas, verduras y legumbres.

• Bebe como mínimo dos litros y medio de agua al día.

• La ingesta regular de 30 g de salvado al día ayuda a controlar el ritmo intestinal.

• Toma al menos dos yogures enriquecidos con lactobacilos al día para reponer la flora intestinal.

• Beber un zumo de naranja en ayunas es un remedio muy efectivo para algunas personas, pruébalo.

• Algunos remedios caseros, como beber agua del tiempo en ayunas y con ciruelas, o tomar una cucharada de aceite de oliva por la mañana, también pueden colaborar a combatir el estreñimiento.

• Debes evitar las grasas, el alcohol, los picantes y las especias, ya que irritan la mucosa intestinal y empeoran las hemorroides.

Cumpliendo correctamente todos estos consejos, verás cómo mejora tu problema rápidamente.

Tipos de hemorroides y su tratamiento

Muchas veces sangro al ir al baño y siento un fuerte dolor en el ano. Fui al médico y me ha dicho que tengo hemorroides, pero no se me ven por fuera, son internas. ¿Qué diferencia hay entre las hemorroides internas y las externas? ¿Cuál es su tratamiento?

No hay ninguna diferencia entre ellas, simplemente su localización. Las hemorroides internas se producen en venas más superiores del plexo hemorroidal, y no se pueden apreciar desde el exterior; sin embargo, se diagnostican fácilmente con un tacto rectal o por medio de una rectoscopia, que es la introducción de un tubo de fibra óptica a través del ano para visualizar el recto. En sus paredes se encuentran estas dilataciones venosas que constituyen las hemorroides internas. Los síntomas de las hemorroides internas y de las externas son exactamente los mismos: dolor y sangrado en las deposiciones. El tratamiento es igual para unas y para otras, pero los preparados de uso tópico deberán usarse en forma de microenemas o supositorios para que lleguen al lugar donde deben actuar, aunque también pueden usarse las cremas antihemorroidales —aplicadas con una cánula de manera que penetren en el recto—.

Para tratar las hemorroides se pueden emplear asimismo productos que normalicen la permeabilidad capilar y mejoren la circulación venosa, como son los rutósidos y la diosmina. Además, los extractos de plantas medicinales, como el castaño de Indias, la hamamelis crisalina o la vid roja resultan muy efectivos. Se emplean también antiinflamatorios, corticoides y anestésicos tópicos en forma de pomadas, y son muy útiles los baños de asiento en agua fría.

Relación entre el embarazo y las hemorroides

Nunca he tenido hemorroides, ni he sido estreñida; sin embargo, durante el embarazo me costaba mucho trabajo ir al baño y me salieron almorranas. Mi pregunta es: ¿por qué las embarazadas suelen sufrir de hemorroides?

Hay dos explicaciones para esta cuestión que planteas: la primera es que durante el embarazo tiene lugar un aumento de la presión sobre el plexo hemorroidal debido a las estructuras que se alojan en el útero de la mujer embarazada, que son la placenta y el feto. La otra explicación es que, aunque tu ritmo intestinal sea habitualmente regular, en muchos casos, durante la gestación, se produce estreñimiento, como fue tu caso. Éstas son las dos circunstancias que pueden provocar la aparición de hemorroides en la mujer embarazada. Además, durante el trabajo del parto se realiza un esfuerzo importante que también puede originar la dilatación de las venas del plexo hemorroidal y la consiguiente aparición de estas molestas varices rectales, de modo que si no han aparecido durante el embarazo, es posible que lo hagan en el momento del parto. Lo cierto es que pocas mujeres que hayan tenido hijos se libran de sufrir hemorroides.

Técnicas para operar las hemorroides

Tengo unas hemorroides muy desarrolladas y me dan muchos problemas casi continuamente. He llegado incluso a tener anemia por la pérdida continua de sangre que me producen. He pensado en operarme y quiero saber si hay diferentes técnicas para intervenir las hemorroides.

Sí, existen varias técnicas quirúrgicas para intervenir las hemorroides, y son las siguientes:

- Escleroterapia, mediante la inyección de sustancias esclerosantes.
- Ligadura con bandas de goma, que consiste en ligar y ahogar la hemorroide con una banda de goma; de esta forma, se atrofia y cae sola.
- Cirugía por láser.
- Electrocoagulación, mediante la utilización de corrientes eléctricas.
- Fotocoagulación, a través de rayos infrarrojos.
- Cirugía convencional.

Como verás, las soluciones quirúrgicas son variadas, pero debes pedir consejo al cirujano que te vaya a intervenir sobre cuál es la técnica más indicada en tu caso concreto —se elige la idónea en función del tamaño y la localización de las hemorroides—.

Hernia de hiato

Alimentación ante una hernia de hiato

Tengo una hernia de hiato. Mi problema fundamental es que me produce mucho reflujo y me gustaría saber qué alimentos debo comer para evitar que me vuelva la comida a la boca y me origine la acidez y el dolor que, a veces, son insoportables.

Para evitar el reflujo gastro-esofágico no es suficiente con una dieta adecuada, es preciso realizar algunos cambios en la forma de vida y seguir un tratamiento postural, además —por supuesto— de cumplir correctamente el tratamiento farmacológico que te haya prescrito tu médico.

TRATAMIENTO POSTURAL

- No te acuestes ni te sientes inmediatamente después de comer, hay que esperar como mínimo dos horas.
- Eleva el cabecero de la cama con unos tacos de madera o papel unos diez centímetros.
- Evita la ropa y los cinturones que te opriman la cintura y dificulten el paso de los alimentos.
- Combate el sobrepeso y la obesidad.
- No levantes pesos ni hagas grandes esfuerzos, especialmente después de las comidas.
- Procura caminar después de haber ingerido alimentos para facilitar el proceso digestivo.

NORMAS DIETÉTICAS

• Evita las comidas copiosas. Debes comer poco y a menudo, pues de esta forma se digieren mejor los alimentos.

• Toma los alimentos a la temperatura adecuada, ni muy fríos ni muy calientes.

• Debes evitar los alimentos que producen irritación gástrica, como el café, las bebidas de cola, los alimentos muy fuertes, picantes o especiados, así como el alcohol.

• Ingerir alimentos a media mañana y a media tarde neutraliza el contenido ácido del estómago cuando lleva mucho tiempo vacío. Toma algo ligero, como un poco de pan tostado con jamón o una pieza de fruta, pero evita los cítricos porque aumentan la acidez.

• Hay alimentos que favorecen el reflujo gastro-esofágico y, por tanto, tendrás que privarte de ellos. Tal es el caso de las grasas, el chocolate, el ajo, la menta o la canela.

Si pones en práctica estos consejos y sigues el tratamiento médico, verás cómo tu problema se soluciona.

Tratamientos para una hernia de hiato

Mi padre tiene una hernia de hiato. Se la diagnosticaron hace años, pero no quiere ir al médico. A veces le produce molestias, y quería que me explicaran qué tratamientos existen para la hernia de hiato y si tiene operación posible.

En el tratamiento médico de la hernia de hiato se utilizan varios tipos de medicamentos. Unos tienen como función disminuir la acidez gástrica, por ejemplo los antiácidos alcalinos, los antagonistas de los receptores H2 (Ranitidina, Famotidina), o los inhibidores de la bomba de protones (Omeprazol, Pantoprazol), y otros persiguen agilizar el tránsito intestinal para evitar el reflujo —son los llamados procinéticos (Cisaprida, Domperidona)—.

Cada paciente, según su sintomatología, se beneficia más de un tipo de tratamiento, por lo que tu padre debe acudir al especialista de aparato digestivo con el fin de que le indique cuáles son los más indicados en su caso concreto.

Efectivamente, existe un tratamiento quirúrgico para la hernia de hiato: es la cirugía por laparoscopia. Sin embargo, está reservado para casos especiales en que la hernia produzca unos síntomas muy molestos y aparatosos o pueda traer consigo complicaciones. Por lo general, con el tratamiento médico, dietético y postural suele ser suficiente para controlar los síntomas y las molestias que pueda ocasionar la hernia de hiato.

Intestino perezoso

Qué significa tener el intestino perezoso

Siempre he oído decir a mi abuela que tiene el intestino perezoso ¿Me pueden explicar qué significa este término?

Es la forma popular de decir que tiene un ritmo intestinal lento, es decir, que sus digestiones son lentas, pesadas y padece estreñimiento. El bolo alimenticio progresa a través del aparato digestivo impulsado por movimientos voluntarios —por ejemplo, la deglución— y por movimientos involuntarios —como son las contracciones peristálticas intestinales que lo conducen a través del intestino—.

Por diversos motivos, hay personas con un ritmo intestinal lento que les genera importantes problemas, como:

- El reflujo gastro-esofágico, por enlentecimiento del vaciamiento gástrico.
- La aerofagia o acumulación de gases, porque estos gases que en condiciones normales están dentro del aparato digestivo para ayudar a propulsar el alimento, al no progresar el bolo, se almacenan en distintos lugares y producen dolor y distensión abdominal.

En definitiva, tardan más tiempo de lo habitual en digerir los alimentos. Esto, popularmente, y de forma muy gráfica, se define con la expresión que emplea tu abuela: «tener el intestino perezoso».

Megacolon

¿Qué es el megacolon?

Me gustaría saber qué es un megacolon, porque el otro día tuve que llevar a una amiga mía a urgencias pues se encontraba muy mal y le diagnosticaron esa enfermedad. Me gustaría saber en qué consiste.

El megacolon consiste en un aumento patológico del tamaño del colon, pero es un diagnóstico poco específico y de consecuencias muy variables. La situación más grave de esta inflamación del colon es el megacolon tóxico, o dilatación aguda del colon por una enfermedad inflamatoria crónica del intestino (enfermedad de Crohn o colitis ulcerosa) que no se ha controlado debidamente, de mala evolución y que entraña el riesgo de derivar en una perforación de colon si no se trata rápidamente.

Sin embargo, pensamos que éste no es el caso de tu amiga, ya que no padece ninguna de estas enfermedades; lo más probable es que haya tenido un tipo de megacolon que se asocia al dolicocolon (aumento de la longitud de esta parte del intestino grueso) y es propio de personas con estreñimiento pertinaz.

Generalmente, cuando se confirma un megacolon, la solución es quirúrgica tras un periodo de reposo digestivo.

Megacolon congénito

Cuando nació, mi hijo estuvo unos días muy malito, con vómitos y un estreñimiento muy grave. Los pediatras del hospital pensaban que podría tratarse de una enfermedad de nombre muy raro: un megacolon congénito. Por suerte no fue así, pero me gustaría saber, por simple curiosidad, cuál es esa enfer-

medad y en qué consiste, porque de aquella estaba tan asustada que ni siquiera me atreví a preguntarlo.

El megacolon congénito o enfermedad de Hirschprung es una anomalía congénita que consiste en que una parte del intestino grueso del recién nacido no tiene las células nerviosas (células ganglionares mientéricas) que necesita para producir los movimientos peristálticos, por lo que está paralizada. De esta manera, cuando el neonato empieza a tomar alimento, éste se acumula en esa zona, la materia fecal retrocede y como resultado se produce un fuerte estreñimiento y en ocasiones vómitos.

La enfermedad de Hirschprung grave debe ser tratada de forma urgente para prevenir una complicación —la colitis tóxica— que puede ser mortal para el bebé a causa de la fuerte diarrea que ocasiona. El tratamiento es quirúrgico.

Por suerte, no se confirmó esta enfermedad en tu hijo, todo quedó en un susto, pero seguro que lo pasasteis muy mal al ver a vuestro pequeño tan indefenso.

PÁNCREAS

Pancreatitis

¿Qué es una pancreatitis?

Mi marido tiene los triglicéridos muy altos porque bebe bastante. El médico de familia, la última vez que fue a verle, le dijo que empezara a cuidarse, porque se exponía a padecer una pancreatitis. ¿Qué es la pancreatitis? Y si le ocurriera, ¿cómo puedo saber que se trata de esa enfermedad?

La pancreatitis es una inflamación del páncreas. Puede ser aguda o crónica. El páncreas es una glándula que tiene dos funciones principales: segregar al duodeno unos líquidos que llevan enzimas para hacer la digestión y producir insulina y glucagón, dos hormonas necesarias para mantener las cifras de glucosa dentro de los límites normales. Las causas más frecuentes de pancreatitis aguda son la presencia de cálculos biliares (más frecuente en las mujeres) y el alcoholismo.

El síntoma fundamental de una pancreatitis aguda es un intenso dolor que afecta a la parte alta del abdomen en su zona media, justo debajo del esternón. En muchas ocasiones se acompaña de náuseas o vómitos y no responde bien al tratamiento con analgésicos. Generalmente se produce fiebre, pero no muy elevada —entre 37,5 y 38,5ºC—. Con frecuencia el blanco de los ojos se pone amarillento, es lo que en medicina se conoce con el nombre de ictericia.

Intenta convencer a tu marido de que deje el alcohol. Suponemos que ya lo has hecho, a juzgar por tu preocupación, pero es necesario que le digas que una pancreatitis aguda es un proceso relativamente leve, pero que en ocasiones degenera en una pancreatitis aguda grave o pancreatitis necrosante o fulminante que puede ser mortal.

PARÁSITOS INTESTINALES

Parásitos del intestino humano

Hace unos días leí un artículo sobre los parásitos en los perros, y hacía referencia a que el hombre también puede tener parásitos intestinales. ¿Qué tipos de parásitos nos podemos encontrar en el intestino humano?

En el intestino humano podemos encontrar dos grandes grupos de parásitos:

1. Los prototozoos, que originan enfermedades como: leishmaniosis, paludismo, toxoplasmosis y lambliasis.
2. Los helmintos, causantes de diferentes infestaciones:
   2.1 Nematelmintos o gusanos cilíndricos: ascaridiasis, oxiuriasis y triquinosis.
   2.2 Platelmintos o gusanos planos: teniasis y equinococosis.

Sería muy complicado detenernos en cada uno de ellos, en sus formas de transmisión y reservorios. Lo que es más interesante respecto a los parásitos intestinales es que las enfermedades parasitarias continúan siendo un problema en todo el mundo, pero con gran impacto sanitario en los países subdesarrollados por las altas tasas de mortalidad que arrojan cada año, aunque cada vez más adquieren destacada presencia en los países desarrollados, debido a los movimientos migratorios y turísticos que aumentan la probabilidad de contagio. Algunas de estas enfermedades, por ejemplo la malaria, estaba erradicada en España desde 1964; sin embargo, se ha visto incrementado el número de casos, importados a través de nuestras fronteras.

Los clásicos parásitos intestinales, las lombrices, forman parte del grupo de los nematelmintos o gusanos cilíndricos y son los más frecuentes en nuestro medio, fundamentalmente entre los niños y, por contagio, entre los familiares que conviven con ellos.

Contagio de parásitos

Cuando mi hijo hizo la mili tuvo lombrices, y no entiende cómo le pudo ocurrir. ¿Es contagioso este tipo de parásitos? ¿Pueden prevenirse de alguna manera?

Por supuesto que son contagiosos. Pueden trasmitirse de persona a persona, por contacto con algunos animales, por picadura de insectos y por objetos, aguas o alimentos contaminados.

Los mecanismos de prevención más importantes son:

- El calentamiento, la ebullición o cocción y el flameado de todos los alimentos y objetos por los cuales puede trasmitirse el parásito.
- Dar una buena educación sanitaria e higiénica.
- Higiene cuidadosa de manos y uñas. Llevar las uñas bien cortadas.
- Lavados de la región perineal después de cada defecación.
- Cambio frecuente de la ropa de cama.

- Esterilización de la ropa por ebullición.
- Tratamiento para todos los miembros de una familia simultáneamente cuando haya una persona afectada.
- Evitar la ingesta de carne cruda o poco cocida.
- Lavar con unas gotas de lejía todos los vegetales antes de su consumo si se van a comer crudos.
- Evitar el contacto con animales si no tenemos la garantía de que hayan sido desparasitados.

Por lo general, las parasitosis se suelen contagiar en lugares donde hay gran cantidad de personas y unas condiciones higiénicas deficientes, como fue el caso de tu hijo durante el servicio militar.

ÚLCERAS

¿Por qué se producen las úlceras?

Me han diagnosticado una úlcera de estómago. Yo nunca había padecido del estómago hasta hace unos meses cuando empecé con muchas molestias. Me gustaría saber por qué se producen las úlceras.

Una úlcera es una erosión, una excavación anormal en la mucosa del estómago (úlcera gástrica) o de la primera porción del intestino delgado, el duodeno (úlcera duodenal). Hay muchos factores predisponentes que pueden dar lugar a la aparición de una úlcera gastro-duodenal. Los más importantes son:

• La presencia de una bacteria llamada *Helicobacter pylori.*

• Algunos medicamentos que irritan la mucosa, como el ácido acetilsalicílico, los antiinflamatorios no esteroideos o los corticoides.

• El estrés y la ansiedad.

• El consumo excesivo de algunos irritantes gástricos, como el alcohol, el tabaco y el café.

• La predisposición genética.

• El aumento de la secreción ácida del estómago.

• Una menor producción de moco protector por las células de la mucosa intestinal.

• La disminución del aporte sanguíneo en alguna de estas zonas del aparato digestivo.

Revisa tus hábitos y el periodo en que han aparecido las molestias, a ver si coincide con alguno de estos factores de riesgo.

Síntomas de una úlcera

Tengo muchas molestias en el estómago y me da miedo pensar que pueda tener una úlcera. ¿Me podrían explicar qué síntomas produce una úlcera?

Los síntomas que produce una úlcera dependen de dónde esté localizada, ya que existen dos tipos de úlceras: úlcera gástrica y úlcera duodenal.

La úlcera gástrica se manifiesta por los siguientes síntomas:

• Dolor en el epigastrio, es decir, en la zona abdominal localizada por encima del ombligo.

- Náuseas o vómitos después de las comidas.
- Aumento del dolor al ingerir alimentos.
- Acidez, ardor, pirosis.
- Distensión abdominal después de las comidas.
- Sangrado digestivo que se presenta como un oscurecimiento del color de las deposiciones.

De la úlcera duodenal no aparecen síntomas hasta en el 50% de las personas que la padecen; cuando aparecen, los más frecuentes son:

- Dolor localizado debajo del estómago.
- El dolor aumenta con el estómago vacío y se calma al ingerir alimentos.
- El resto de los síntomas son semejantes a los de la úlcera gástrica.

Lo que debes hacer es acudir a tu médico y exponerle tu problema para que él diagnostique si padeces o no un proceso ulceroso.

Úlceras y alimentación

Tuve una úlcera hace años, pero se me curó. Quisiera saber si debo cuidar de alguna forma especial mi alimentación para evitar que vuelva a aparecer.

Hay una serie de normas dietéticas que debes cumplir para evitar problemas semejantes. Son las siguientes:

- Realiza comidas ligeras y frecuentes, cinco o seis al día.
- Evita el consumo de productos irritantes, tales como el alcohol, el tabaco, el té o el café.

• Lleva una dieta sana rica en legumbres, cereales, frutas, verduras y hortalizas y baja en grasas saturadas.

• Los alimentos con abundantes ácidos grasos poliinsaturados, como el aceite de oliva o el pescado, favorecen la aniquilación del *Helicobacter pylori* porque destruyen su membrana, y además tienen un importante y beneficioso efecto antiinflamatorio.

• Es aconsejable tomar bastante yogur, ya que al tener bacterias vivas facilita la destrucción del *Helicobacter*.

En definitiva: haz una dieta saludable —libre de tóxicos e irritantes—, ten cuidado con los medicamentos que tomas, sigue el tratamiento que te aconsejó tu especialista de digestivo y verás cómo el estómago no vuelve a molestarte.

Antiácidos para una úlcera

Mi padre tuvo úlcera de estómago hace unos años. Se le presentó por una hemorragia digestiva. Ahora, cuando tiene molestias, se toma un antiácido. Cuando tienes una úlcera, ¿es bueno tomar antiácidos?

Los antiácidos sólo hacen desaparecer algunos de los síntomas que te puede producir una úlcera, pero en ningún caso erradicarán el problema de fondo. Lo que sí pueden lograr es enmascarar los síntomas y que se cree un problema más grave por no usar la medicación necesaria. Tu padre ya tuvo un sangrado digestivo, así que debe cuidar su estómago. Que no tome nada sin la autorización previa de su especialista de aparato digestivo y por supuesto, si de nuevo tiene un proceso ulceroso activo, los antiácidos no serán suficientes para evitar sus problemas.

VESÍCULA

Origen de los cálculos en la vesícula

Mi madre padece con mucha frecuencia de cólicos de vesícula. Le hicieron una ecografía y han visto que tiene piedras. ¿Por qué se originan los cálculos en la vesícula?

Los cálculos biliares son depósitos de cristales que se forman en la vesícula biliar o en las vías biliares. Son más frecuentes en las mujeres. Hay una serie de factores de riesgo para que se formen estos cálculos. Los enumeramos a continuación:

- La edad avanzada.
- La obesidad.
- Las dietas occidentales, excesivamente ricas en grasas saturadas.
- Predisposición genética.
- La hipercolesterolemia.

El componente principal de la mayoría de los cálculos biliares es el colesterol, aunque algunos están formados por sales de calcio. La bilis contiene grandes cantidades de colesterol que, en condiciones normales, permanece en estado líquido; sin embargo, cuando la bilis se satura de colesterol, éste se precipita formando los cálculos biliares, que pueden llegar incluso a obstruir la vesícula biliar (colelitiasis) o las vías biliares (colédoco-litiasis).

Alimentación adecuada ante cálculos en la vesícula

Mi hermana tiene piedras en la vesícula y de vez en cuando le dan unos cólicos muy fuertes y lo pasa fatal, pero cuando está bien come todo lo que le apetece y tiene sobrepeso. ¿Qué tipo de alimentación debe seguir una persona con piedras en la vesícula?

La alimentación que debe seguir una persona que padece de colelitiasis o cálculos en la vesícula biliar debe excluir las grasas, ya que las piedras que se acumulan por lo general en la vesícula están compuestas casi totalmente de colesterol. Es evidente que este principio esencial se encuentra en grandes cantidades en todos aquellos alimentos que son muy ricos en grasas, precisamente los que deben evitarse.

Es fundamental que tu hermana se conciencie de que debe perder peso, ya que uno de los factores que predisponen a padecer colelitiasis es la obesidad. Por tanto, tu hermana tendrá que privarse de los hidratos de carbono refinados (dulces, bollería, etc.), las grasas y el exceso de calorías.

Lo aconsejable es que siga una dieta rica en calcio, fibra y vitamina C. Para asegurar el aporte de calcio, conviene que aumente el consumo de lácteos; la fibra y la vitamina C las encontrará en frutas y verduras. El suplemento extra de fibra que necesita para evitar la formación de cálculos en su vesícula biliar quedará cubierto si consume legumbres y cereales, preferentemente integrales.

Tratamiento para los cálculos de vesícula

Me han hecho una ecografía abdominal porque están examinando un problema que tengo en la próstata y han visto que tengo piedras en la vesícula. A mí no me han molestado nunca, pero me gustaría saber qué tratamiento hay para este problema.

Puedes estar tranquilo al respecto. Ha sido un hallazgo casual que no te produce ningún síntoma y, por tanto, no necesitas ningún tratamiento para los cálculos que presentas en la vesícula, pero ahora ya sabes que están ahí y que debes cuidar un poco tu alimentación.

La mayoría de los pacientes que tienen cálculos silentes o asintomáticos en la vesícula, no precisan tratamiento. Las personas que los tienen y padecen cólicos de forma intermitente deben evitar el consumo de grasas para distanciar los episodios dolorosos.

Sólo si los cálculos provocan ataques repetidos de dolor y vómitos, se suele aconsejar la extirpación de la vesícula. Esta operación recibe el nombre de colecistectomía. El hecho de extirpar esta glándula no conlleva ninguna restricción dietética posterior ni causa alteraciones nutricionales, sino que se puede seguir llevando una vida y una alimentación normales.

E

ESCALOFRÍOS Y FIEBRE

La fiebre es un mecanismo de defensa que tiene el cuerpo para inhibir el crecimiento y la multiplicación de agentes infecciosos. Se considera fiebre una temperatura rectal de 38°C y axilar superior a 37°C.
Es normal que el cuerpo tiemble y se produzcan escalofríos cuando sube la temperatura, pero generalmente no es peligroso.
Un buen consejo: «tratar al paciente, no la fiebre».

ESCALOFRÍOS

¿Por qué se producen escalofríos?

Cuando una persona sufre escalofríos, ¿de qué puede ser síntoma?

Los escalofríos indican que está subiendo la temperatura corporal, que se va a producir fiebre. Es una sensación muy desagradable de frío que pone de manifiesto que la temperatura se está elevando. La mayoría de la gente, ante esta sensación de frío incontrolable, reacciona abrigándose más, algo que no se debe hacer jamás, ya que si al notar escalofríos te abrigas, impides que tu cuerpo desprenda el calor para regular la temperatura y contribuyes a que ésta suba aún más.

Cuando notes escalofríos, lo que debes hacer es lo siguiente:

• Ponerte el termómetro cuando empiecen —para ver si tu temperatura es normal— y una vez que hayan cesado —para ver lo que ha aumentado—.

• Quitarte toda la ropa de abrigo posible para que la fiebre no suba mucho y puedas difundir el calor.

• Darte un baño con agua tibia y permanecer dentro del agua hasta que baje tu temperatura corporal.

• Beber grandes cantidades de líquido para reponer agua y minerales y evitar así la deshidratación.

¿Cómo actuar ante una persona con escalofríos?

El otro día me comentó mi cuñada que había pasado una tarde espantosa porque uno de sus hijos había llegado a casa al mediodía con unas décimas de fiebre y por la tarde tenía unos escalofríos horribles. Ella no sabía cómo actuar. ¿Qué se debe hacer ante una persona con escalofríos?

Los escalofríos no son una enfermedad, sino sólo un síntoma que indica que está subiendo la temperatura y que va a sobrepasar los límites normales. La temperatura normal de una persona oscila entre 36 y 37°C.

Cuando una persona tiene escalofríos, es síntoma inequívoco de que la temperatura se va a elevar por encima de lo normal. Lo que se debe hacer es permanecer con poca ropa y en un ambiente fresco para que la temperatura no suba mucho y el calor se pueda difundir libremente. Un baño en agua tibia ayuda a que descienda la temperatura corporal rápidamente. Para bajar la fiebre, los medicamentos son útiles, pero han de complementarse con los medios físicos adecuados. En principio, es suficiente con tomar un antitérmico habitual (paracetamol, AAS o pirazolonas). Si la fiebre persiste más de 48 horas, o es muy elevada y no cede a pesar de haber adoptado las medidas oportunas —tanto físicas como químicas—, se torna preciso acudir al centro de salud para valorar si existe un foco infeccioso que pudiera remediarse con un tratamiento antibiótico.

Recuerda que sólo se puede tomar antibióticos bajo prescripción médica, no te automediques, puede ser peligroso.

FIEBRE

¿Qué es la fiebre?

La fiebre es la elevación de la temperatura corporal —medida en la axila— por encima de 37,5°C. Es un síntoma muy importante desde el punto de vista clínico, ya que indica que algo no marcha bien y nos pone sobre aviso de que existe algún problema en nuestro organismo que hay que detectar. Además, constituye un mecanismo de defensa frente a las infecciones, si bien su aparición puede generar malestar y otros síntomas como astenia, decaimiento, anorexia, fatiga, escalofríos, etc.

Por debajo de 37,5°C, y hasta la temperatura corporal normal, se denomina febrícula o décimas. Si la fiebre se prolonga en el tiempo o no remite con los antitérmicos habituales, conviene acudir a un médico para que averigüe cuál es la causa que provoca ese aumento de la temperatura y decida el tratamiento adecuado.

Sospechar que hay fiebre

Soy madre primeriza y a veces lo paso fatal porque mi niño de cuatro años llora con relativa frecuencia y no sabe explicarme qué le pasa. Me pongo nerviosa porque pienso que puede ser algo grave, o que puede tener fiebre. ¿Cuándo puedo sospechar que el niño tiene fiebre?

Sospechar que un niño tiene fiebre es una tarea sencilla: basta con tocarle la frente con los labios (zona de gran sensibilidad) o con la mano y apre-

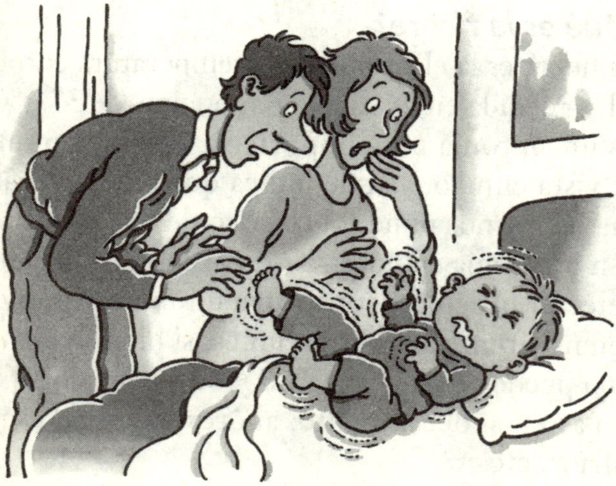

ciar si la temperatura está algo más elevada de lo normal. Pero además, los niños, al ser más sensibles a la fiebre, suelen manifestar una serie de síntomas asociados a ésta, como son: enrojecimiento o rubor en las mejillas (chapetas), pérdida de apetito, decaimiento y astenia —el niño deja de jugar y de moverse y permanece sentado o tumbado, sin ganas de nada—, somnolencia, irritabilidad —fundamentalmente nocturna: no duerme bien ni permite que nadie lo haga—, llanto incoercible, sudoración profusa, etc.

De cualquier manera, aunque no te resulte fácil al principio sospechar si tu hijo tiene fiebre, en cuanto tengas la más mínima duda puedes ponerle el termómetro, ya que es un método diagnóstico rápido, fácil de manejar, disponible en cualquier momento y no doloroso para el niño.

Bajar la fiebre

¿Cuándo y cómo se debe bajar la fiebre?

En general, se debe intentar bajar la fiebre o actuar sobre ella cuando la temperatura corporal axilar es superior a 38°C o, si es un niño pequeño, cuando se encuentra molesto, irritable o refiere algún dolor. Muchas veces es difícil conseguir que la temperatura descienda por debajo de 38°C.

Si el niño tiene entre 37° y 38°C, antes de administrar un antitérmico se debe regular la temperatura con medios físicos naturales. Es importante mantener al niño muy poco abrigado —desnudo, si es preciso— y en un lugar fresco hasta notar que la piel está menos caliente, vestirlo luego con ropa seca y holgada, que no sea de abrigo y permita difundir la temperatura. Si de esta manera no alcanza la temperatura corporal normal, se le debe dar un baño prolongado en agua tibia y dejarle en remojo hasta que baje el calor, o bien poner paños de agua fría en las axilas, las ingles, la nuca y las flexuras de los miembros (codos y rodillas). Aunque estos procedimientos pueden resultar desagradables para el niño y a menudo ocasionan escalofríos, es preciso llevarlos a cabo para regular la temperatura corporal. Nunca es recomendable usar paños con alcohol, y mucho menos en niños pequeños, ya que el alcohol puede ser absorbido por la piel y causar más daño que alivio al niño.

Si el niño tiene 38°C o más, aparte de emplear los medios físicos, es necesario administrar antitérmicos. (Consulta a su pediatra el fármaco adecuado para tu hijo, la dosis correspondiente a su peso y la frecuencia con que debes administrárselo). Si la fiebre persiste más de 48 horas, o aparecen otros síntomas asociados, pregúntale al médico si necesita algún otro medicamento.

Con el fin de conocer las oscilaciones de la temperatura, se debe tomar cada seis horas aproximadamente y apuntarlo en un papel o hacer una gráfica. Esto último puede ser útil para saber en qué momentos sube la fiebre y si existen picos febriles.

ESCARLATINA

Esta enfermedad de carácter infeccioso se da normalmente en niños. Aunque su incidencia casi es inexistente en España, debido a la inmigración y a viajes a países donde todavía es activa pueden aparecer nuevos focos. De ahí la idea de introducirla en esta obra.

¿Qué es la escarlatina y cómo se contagia?

Mi hermana me ha dicho que su hija tiene escarlatina y yo ni siquiera conocía que existiera esta enfermedad. ¿Qué es la escarlatina y cómo se contagia? No es muy habitual, ¿verdad? Yo tengo cuatro hijos y ninguno de ellos la ha pasado.

La escarlatina es una enfermedad infecciosa que se produce por una bacteria, el estreptococo, y que aparece normalmente durante la infancia. Hay distintos tipos de estreptococo; el que da lugar a la escarlatina es el estreptococo del grupo A. Este germen es capaz de producir una toxina (toxina estreptocócica) que genera una erupción cutánea generalizada de color rosado o rojizo. Es un eritema fino, por lo general punteado, que desaparece cuando se ejerce presión

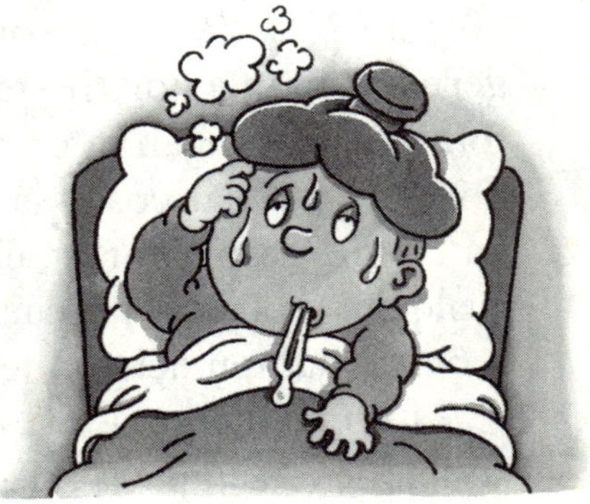

sobre él. Se advierte mejor por el tacto que por la vista, ya que a menudo tiene una consistencia parecida a la del papel de lija. El enrojecimiento es más evidente y surge con mayor frecuencia en el cuello, el tórax, los pliegues axilares del codo y de la ingle y en las superficies internas de los muslos. Normalmente, la erupción no invade la cara, pero se observa enrojecimiento de las mejillas y palidez peribucal. Las infecciones graves a menudo se acompañan de fiebre alta, náuseas y vómitos.

Cuando la fiebre desaparece, la capa externa de la piel enrojecida suele desprenderse como si fuera una quemadura, fundamentalmente en los extremos de los dedos de pies y manos y en las plantas de los pies, pero también donde más marcado fue el exantema.

La infección por estreptococos se contagia de persona a persona, por medio de las microgotas que se emiten al hablar, toser o estornudar —son las gotitas de Pflügger—, aunque raramente puede transmitirse también por objetos contaminados como juguetes, cubiertos o vasos y por algunos alimentos que hayan sido elaborados o manipulados por una persona infectada. Entre un 10 y un 20% de las personas son portadoras del germen sin que por ello manifiesten ningún síntoma ni contraigan infección alguna. Son portadores asintomáticos, y la bacteria se encuentra en las vías respiratorias, el intestino, la vagina o cualquier otra parte del cuerpo que actúa como reservorio natural del germen.

El tratamiento de la escarlatina se realiza con antibióticos, aunque la infección mejora en dos semanas, incluso sin tratamiento. El antibiótico más común en este tipo de patología es la penicilina.

Síntomas de la escarlatina

Creía que ya se había erradicado la escarlatina pero mi hijo me ha contado que un compañero suyo del colegio la padece. La verdad es que cuando mis hijos han tenido fiebre nunca me he planteado que pudiera ser debida a esta enfermedad. ¿Cuáles son los principales síntomas?

Efectivamente, la escarlatina era una enfermedad de baja incidencia en España; sin embargo, los movimientos migratorios han hecho reaparecer enfermedades que hace tiempo que no se veían en nuestro país.

La escarlatina es un proceso infeccioso que empieza de forma súbita con fiebre alta, dolor de garganta y, ocasionalmente, algunos otros síntomas de la enfermedad menos característicos. Al segundo día aparece la erupción. Por lo general, el curso de esta patología es leve, responde bien; sin embargo, en algunos casos pueden producirse complicaciones, por acción de las toxinas que desprende el germen. Las complicaciones más temidas son la fiebre reumática, la glomérulo nefritis y la sepsis estreptocócica.

¿Es contagiosa la escarlatina?

Mi madre tuvo escarlatina de pequeña y ahora uno de sus nietos la está pasando también. Ella quiere ir a verlo pero nos da miedo porque no sabemos si a pe-

sar de haberla tenido ya, puede volver a contagiarse, y la verdad es que últimamente sus defensas están un poco bajas.

Sería muy raro que pudiera contagiarse, pero no imposible. Esto es así porque la escarlatina produce una inmunidad permanente contra la toxina; sin embargo, la toxina presenta tres formas inmunológicas diferentes, por lo que no se puede descartar absolutamente el contagio.

Además, podría contraer cualquier otra infección producida por el estreptococo, si es cierto que tiene las defensas bajas. Lo mejor es que espere a reponerse y a que su nieto se recupere. Es importante que sepáis que en los casos no tratados y sin complicaciones, la enfermedad es transmisible durante un lapso de 10 a 21 días. Si surgen complicaciones, por ejemplo una secreción purulenta, el riesgo de contagio se prolonga a lo largo de semanas o meses. Con la administración del antibiótico adecuado, generalmente penicilina, lo normal es que la transmisibilidad se interrumpa en un plazo aproximado de 24 horas.

Nuestro consejo es que espere unos días para mayor seguridad, pero podrá verlo en breve.

ESPALDA

El 80% de los seres humanos sufre dolor de espalda en algún momento de su vida. Las causas son muy variadas, al igual que su localización y tratamiento. Aquí se hace un pequeño resumen de enfermedades relacionadas, síntomas y diagnósticos.

ANTIINFLAMATORIOS

¿Son los antiinflamatorios buenos para todos?

Los medicamentos que recetan siempre para los dolores de espalda son los antiinflamatorios, pero a mí me los ha prohibido el médico. ¿Por qué?

Los antiinflamatorios son un grupo de medicamentos muy útiles en el tratamiento de todas las patologías óseas, pero deben ser usados con mucha precaución en algunos grupos de pacientes. Están contraindicados en: pacientes alérgicos al ácido acetilsalicílico (AAS), en pacientes asmáticos y en pacientes con úlcera gastroduodenal o antecedentes de sangrados digestivos.

Estos tres grupos, que aparentemente incluyen sólo a un determinado tipo de personas, en realidad se corresponden con un sector de la población bastante amplio. Por eso, aquellos enfermos aquejados de alguna patología digestiva, conocida o no, no deberían emplear este tipo de fármacos sin una exhaustiva protección gástrica, ya que las hemorragias digestivas yaitrogénicas (producidas por una mala actuación médica) siguen siendo muy frecuentes, sobre todo en pacientes polimedicados y de edad avanzada.

Si tu médico te los ha prohibido suponemos que estás dentro de alguno de estos grupos de riesgo en que se desaconseja su uso o ha de realizarse bajo la estricta vigilancia del especialista, valorando siempre la relación riesgo-beneficio.

CERVICALES

Artrosis cervical y síntomas

Tengo una artrosis cervical pero no me duele el cuello. Se manifiesta con mareos, vómitos y zumbidos de oídos. ¿Es esto normal?

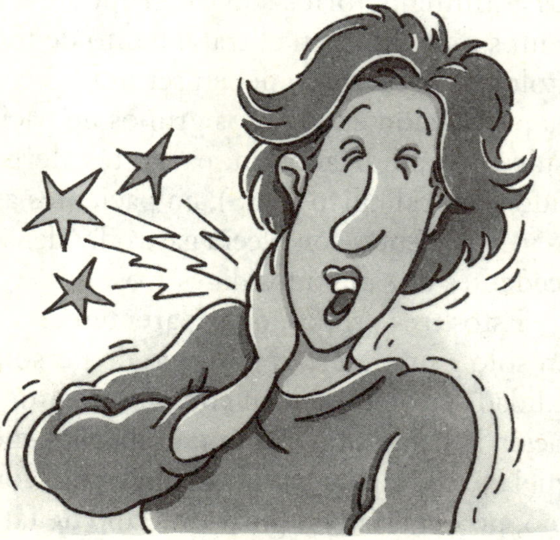

Sí, es normal. La artrosis cervical puede producir una contractura muscular reactiva —que sería la causante de esos síntomas que nos refieres— a la que, en términos genéricos, se la conoce como vértigo de origen cervical. Es posible que aparezca sin signos de artrosis, pero es más frecuente en pacientes con patologías cervicales.

Lo que sí resulta extraño es que no sientas dolor, ya que la musculatura contracturada suele causar este síntoma.

Tratamiento para la artrosis cervical

¿Qué tratamiento debo seguir para paliar la artrosis cervical?

Muy bien formulada la pregunta, ya que la artrosis, al ser una enfermedad degenerativa, sólo es susceptible de tratamientos paliativos para aliviar los síntomas, no existe tratamiento curativo.

Es importante corregir las posturas y movimientos que afecten a la columna cervical: evitar giros bruscos de la cabeza y trabajar con el cuello en una postura forzada hacia abajo, reposar en un sillón con el cuello muy extendido, etc. Además, debes guardar una serie de medidas que también te serán de ayuda, como dormir en un colchón duro con un soporte rígido, utilizar almohada cervical, emplear los reposacabezas cuando vayas en un vehículo, etc.

Siempre es conveniente un tratamiento médico con antiinflamatorios, relajantes musculares y analgésicos; y en caso de descalcificación u osteoporosis, con vitamina D, calcio y calcitonina.

CIÁTICA

Sintomatología de una ciática

Tengo un dolor muy molesto que empieza en la cintura y me baja por la pierna izquierda hasta el talón. El dolor parece constante, aunque hay veces que se me acentúa de tal manera que apenas puedo caminar y tengo sensación de adormecimiento en toda la pierna. Me han hecho radiografías pero no se ve nada. ¿A qué puede deberse?

Por el tipo de dolor que nos cuentas, es probable que se deba a una ciática o, lo que es lo mismo, una inflamación del nervio ciático en todo su recorrido. Esta enfermedad no es visible en las radiografías, y para descartar otra patología sería necesario someterte a pruebas diagnósticas más precisas, como un escáner o una resonancia magnética nuclear (RMN).

Tratamiento para la ciática

¿Cómo debe mi marido tratar su ciática?

El tratamiento de la ciática se reduce a lo siguiente: reposo, analgésicos y antiinflamatorios. Como la base de esta enfermedad guarda relación con una desmielinización del nervio ciático, es conveniente añadir al tratamiento dosis altas de vitamina B para que éste se regenere.

CIFOSIS

¿Qué es una cifosis?

Mi hijo tiene 26 años y trabaja en la construcción. Carga peso con frecuencia y tiene fuertes dolores de espalda. El médico le hizo unas radiografías y le diagnosticó una cifosis marcada en la región dorsal. ¿Qué es esto?

Es una desviación de la columna vertebral como si ésta saliese hacia fuera, es decir, en el plano anterolateral. El origen de estas desviaciones de columna suele ser postural; sin embargo, en el caso de tu hijo se ve que la causa es el tipo de trabajo que desarrolla. Comprendemos que cambiar de actividad es imposible, pero sí debe intentar hacer el menor esfuerzo posible con la espalda, y sería muy conveniente que practicara natación durante todo el año, para crear un soporte muscular a modo de corsé fisiológico, capaz de mantener estabilizada su columna vertebral.

Herencia de una chepa

Mi madre y mi abuela tienen chepa. ¿Yo también la tendré?

A eso que tú llamas chepa y que así se conoce popularmente, los médicos la denominan cifosis cervicodorsal.

Sin duda alguna, nos parecemos a nuestros padres y abuelos, pero en genética uno más uno no es dos. Quizá potencialmente tengas más probabilidades de padecer ese tipo de cifosis, si bien depende de ti poner los medios para evitar que aparezca: realizar un ejercicio físico regular que no sobrecargue la espalda, emplear un soporte de descanso adecuado, llevar una dieta sana y rica en calcio y evitar las sobrecargas de peso a las que seguro estuvieron expuestas tu abuela y tu madre.

ESCOLIOSIS

Definición de escoliosis

Tengo una hija de 12 años con dolores de espalda y en un reconocimiento escolar le enviaron al traumatólogo porque tenía una escoliosis. ¿Me pueden explicar qué es esta enfermedad?

La escoliosis es una desviación de la columna en el plano lateral. La columna tiene dos curvaturas fisiológicas, pero por diferentes motivos relacionados con el desarrollo —las malas posturas o el exceso de carga sobre la espalda— en algunos chicos se desarrollan curvaturas que no deberían existir o se acentúan patológicamente las que existen.

Una vez diagnosticada la escoliosis y dependiendo de la edad del paciente, el único tratamiento posible es ortopédico (un corsé) o ejercicios físicos específicamente indicados para las desviaciones de columna. La actividad más indicada para esta patología es sin duda alguna la natación, ya que al ser un ejercicio en descarga, no daña la columna y además refuerza la musculatura paravertebral, estabilizando e incluso en ocasiones corrigiendo estas desviaciones, si no son muy marcadas.

Desviación de columna

Mi hermana, de 23 años, trabaja de secretaria y se pasa ocho horas al día delante de un ordenador. Padece fortísimos dolores de espalda. ¿Puede tener una desviación de columna?

Para saberlo sería preciso que acudiera a su médico y éste le hiciera una telerradiografía, que es una radiografía milimetrada de toda la columna vertebral.

Sin embargo, esos dolores de espalda que padece tu hermana suelen guardar relación con la actividad laboral que desarrolla y se deben generalmente a contracturas musculares posturales. Es poco probable que por ese motivo haga una escoliosis, ya que éstas tiene lugar durante el desarrollo y esos dolores de espalda habrían aparecido ya en su época de estudiante.

Le aconsejamos que acuda a su traumatólogo para que éste diagnostique cuál es exactamente su problema.

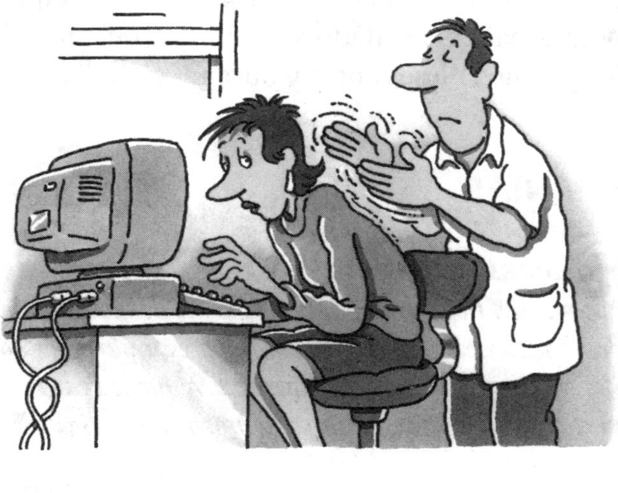

ESPINA BÍFIDA

Diagnóstico de espina bífida

Cuando nació mi hijo —que ahora tiene dos años— le diagnosticaron espina bífida. Me dijeron que podría tener dificultades motoras en el desarrollo, pero empezó a caminar con un año y medio y no ha tenido ningún problema. ¿Puede haber un error en el diagnóstico?

Es raro que haya un error diagnóstico, ya que cuando se diagnostica una espina bífida se ve perfectamente en la radiografía una falta de cohesión de las vértebras. Éste es un dato objetivo que si aparece no deja lugar a dudas. Sin embargo, hay distintos grados de espina bífida y por suerte para vosotros el de tu hijo debe de ser un caso leve y se ha resuelto con un cierre vertebral completo. En los casos más graves, se puede producir una insuficiencia motora que impida a los afectados no sólo caminar, sino incluso mantenerse en pie.

Esta malformación que afecta a tu pequeño podría haberse evitado si hubieses tomado ácido fólico unos meses antes y durante el embarazo.

HERNIAS

Síntomas de una hernia

Mi marido tiene 43 años. Ha padecido de la espalda desde la adolescencia, pero de un año a esta parte los dolores son insoportables. Está esperando a que le vea el traumatólogo, ya que la cita se demoró seis meses. Sigue tratamiento con antiinflamatorios y analgésicos, pero muchos días ni eso le quita el dolor. ¿Qué puede ser?

Un dolor tan intenso y que se ha mantenido durante tanto tiempo hace pensar en la posibilidad de una hernia discal. El dolor llega a incapacitar al paciente para realizar cualquier actividad, por lo que convendría que el diagnóstico se hiciera cuanto antes.

El tratamiento es correcto, pero pensamos que deberías intentar por todos los medios adelantar la consulta por medio del servicio de atención al paciente.

Si en efecto se trata de una hernia discal, el único tratamiento curativo posible es la cirugía, y según la localización y el nivel de la lesión es preciso valorar si el riesgo quirúrgico merece la pena y hasta qué punto va a mejorar su calidad de vida.

Operar una hernia. ¿Sí o no?

Tengo 68 años y una hernia discal a nivel cervical C4-C5 que me produce muchas molestias, como sensación de adormecimiento y hormigueo en los dedos de las manos y dolor en el brazo izquierdo. La pérdida de fuerza en ocasiones llega a ser tal que se me caen las cosas de las manos. Mi traumatólogo dice que no debo operarme. ¿Por qué?

Si tu traumatólogo con las pruebas diagnósticas en la mano no es partidario de operarte, sus motivos tendrá. Habrá considerado el estado de tu columna, si padeces osteoporosis y otra serie de factores que sin duda alguna complican una posible cirugía.

En muchas ocasiones, el riesgo quirúrgico es mayor que el posible beneficio que se obtendría con una operación. A menudo, es mucho más adecuado un tratamiento conservador. Si los síntomas llegan a incapacitarte, habría que valorar nuevamente la relación riesgo-beneficio; entre tanto, ten paciencia y confía en la opinión de tu especialista.

LUMBAGO

No poder enderezarse tras un esfuerzo: lumbago

El otro día me agaché para hacer la cama y desde entonces no me puedo poner derecha. ¿Qué me pasa?

Posiblemente lo que te ocurre es que tienes lumbago. Este término se emplea en medicina para dar nombre al dolor osteo-muscular localizado en la zona dorso-lumbar. Habitualmente se produce por un esfuerzo mantenido, una mala postura o un golpe de frío en esa zona; aunque, como es tu caso, puede deberse a una sobrecarga pasajera dentro de una actividad que realizas de forma cotidiana.

Guarda reposo relativo hasta que desaparezca el dolor. La aplicación de calor seco local será beneficiosa para obtener una pronta mejoría, pero lo mejor es que hables con tu médico por si necesitas seguir un tratamiento con analgésicos y antiinflamatorios —si es que puedes tomarlos, ya que están contraindicados en muchos pacientes—.

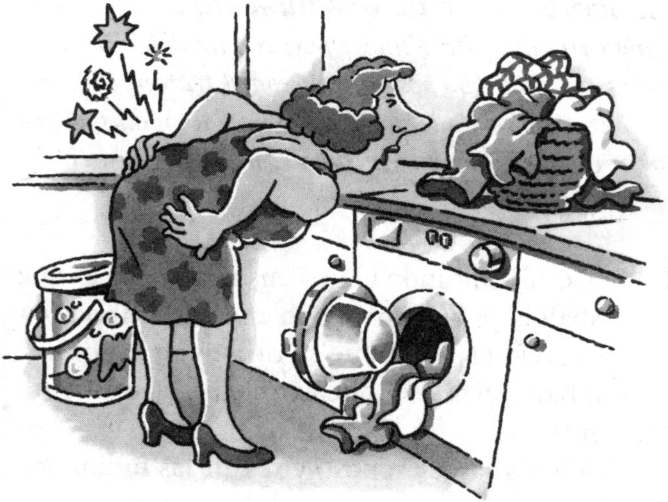

Qué hacer ante dolores lumbares

Mi abuela, que no para ni un momento, sufre constantemente dolores en la zona lumbar. ¿Qué puede hacer?

La lumbalgia o dolor lumbar es muy frecuente en mujeres mayores debido al desgaste óseo propio de la edad y a la osteoporosis o descalcificación en la columna vertebral.

Aconséjale que modere sus esfuerzos, que no cargue peso y que se tome la vida con más tranquilidad. Estas «jóvenes veteranas» derrochan juventud acumulada y creen que pueden seguir haciendo lo mismo que 20 años atrás, cuando no padecían de artrosis.

Cuídala y consulta con su médico la posibilidad de un tratamiento adecuado y compatible con los medicamentos que toma habitualmente.

Empeoramiento de una lumbalgia

Tengo 40 años y llevo unos meses con un dolor en la espalda que más o menos controlo con el tratamiento que me han recomendado. Pero desde hace unos días, el dolor se extiende hasta la mitad del muslo. ¿Puede indicar algo peor?

Lo que está indicando el descenso del dolor es que la lumbalgia se ha convertido en una lumbociática. El nervio ciático tiene su origen en la columna lumbar y esta complicación es relativamente frecuente.

Debes guardar reposo y seguir las indicaciones de tu médico hasta que el dolor desaparezca totalmente.

ESTREÑIMIENTO

Una persona que defeca con menos frecuencia y sus deposiciones son más duras de lo normal —hasta el punto de producir dolor su expulsión— padece de estreñimiento. En España hay ocho millones de personas que sufren esta patología, a la que es posible poner solución si se siguen unas adecuadas pautas alimenticias y de comportamiento.

GENERALIDADES

¿Es el estreñimiento una enfermedad?

Desde que recuerdo, siempre he sido estreñida. Quería saber si el estreñimiento es considerado como una enfermedad o no.

El estreñimiento no es una enfermedad, sino únicamente un síntoma relacionado con un mal funcionamiento de nuestro aparato digestivo, que retiene materiales fecales o heces y evacua los restos sólidos de manera escasa, infrecuente o dificultosa para la persona. Sin embargo, aunque no hablemos de enfermedad como tal, toda persona que padezca estreñimiento crónico debe consultarlo con su médico al menos una vez al año. Si el estreñimiento aparece de forma súbita, cuando siempre se ha tenido un hábito intestinal normal, es importante acudir al médico de familia y exponerle el problema para que realice el estudio oportuno y descarte la existencia de alguna enfermedad que dé lugar al estreñimiento.

En definitiva, el estreñimiento no es una enfermedad en sí, ni necesariamente el síntoma de que algo malo ocurre en el tubo digestivo, pero hay que concederle la importancia que tiene y mantener al tanto al médico de familia. ¡Cuéntaselo!

Estreñimiento en niños y adultos

El pediatra me ha dicho que tengo que fijarme en el número de deposiciones que hace mi niño de tres años, porque es un poco estreñido. Yo nunca he sufrido este problema, pero mi marido sí. ¿Puede afectar de igual manera a mayores y niños? ¿Y son las mismas causas en diferentes edades las que llevan a padecerlo?

El estreñimiento puede afectar a cualquier persona, aunque es más frecuente en niños y ancianos. Existen algunos sectores de la población con mayor riesgo de sufrirlo: los niños, debido sobre todo a los malos hábitos en la alimentación (consumo abundante de azúcar —golosinas, postres, caramelos, chocolate— y escaso en fibra, ya que las verduras y legumbres no les suelen gustar); las mujeres, sobre todo durante los periodos de

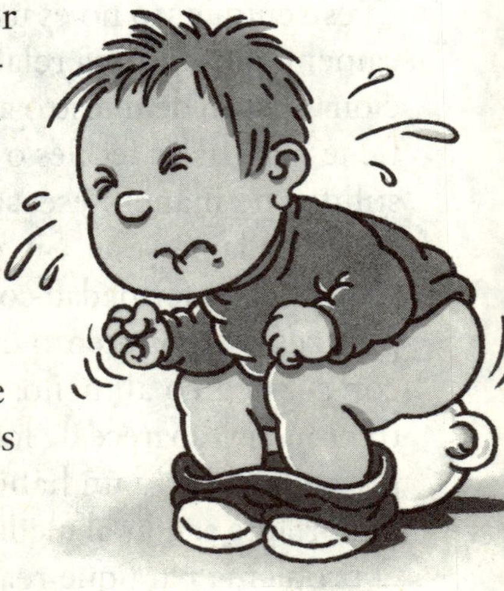

embarazo y posparto; y los ancianos, que mayoritariamente llevan una vida sedentaria, con una dieta pobre en fibra y con escasa ingesta de agua.

Las causas del estreñimiento son múltiples: algunas se relacionan con los hábitos, otras con el tipo de alimentación y otras con la aparición de alguna patología digestiva. Así, la ausencia de un hábito intestinal estricto en lugar, tiempo y hora, una dieta pobre en frutas, verduras y legumbres, la mala costumbre de beber poco líquido, la falta de ejercicio físico y algunos factores psicológicos como el estrés, son agentes que pueden producir estreñimiento.

Es importante controlar las deposiciones de un niño de la edad de tu hijo para saber si se altera su hábito de alguna forma. Si como nos dices es estreñido, quizá se deba al tipo de alimentación que le das. Es fundamental que tome frutas, verduras y legumbres, pues le aportarán la fibra necesaria para crear un bolo fecal abundante que discurra bien a través de su tubo digestivo. A esa edad, sus hábitos nutricionales saludables dependen exclusivamente de ti, no te dejes vencer por sus exigencias, dale lo que tú crees que debe comer, no sólo lo que él prefiera.

Consejos para evitar el estreñimiento

Desde que mi hija come en el instituto se ha vuelto estreñida, incluso puede pasar cuatro o cinco días sin ir al baño. ¿Me podrían dar algún consejo práctico para ayudarla a evitar esta situación, ya que tiene unas molestias enormes?

Si la causa del estreñimiento es tan clara como en el caso de tu hija, hay varias opciones para tratar

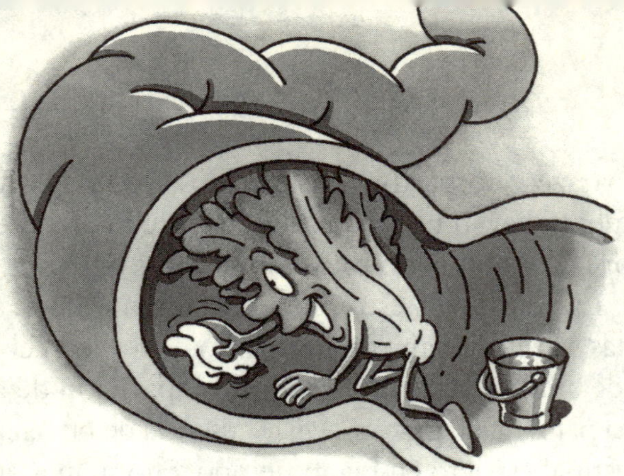

de evitarla. La primera es plantearse si puede volver a comer a casa; si no es así, cabría entonces la posibilidad de que se llevara la comida preparada de casa y comiera allí, lo cual es complicado porque no tendrá dónde calentar los alimentos. Si finalmente no hay más solución que comer lo que le preparan en el instituto, dile que procure beber más agua y que modifique la dieta en lo posible —incrementando el consumo de frutas, verduras, legumbres, frutos secos y cereales, y reduciendo el de azúcares, arroz, pasta y chocolate—; también debe practicar algún tipo de ejercicio físico (aunque sólo sea caminar 60 minutos al día) y educar a su organismo para que se habitúe a evacuar, en un momento y lugar determinados, con tiempo y tranquilidad. Sólo de esta manera podrá restablecer la regularidad de sus digestiones.

ALMORRANAS

¿Por qué se producen almorranas?

Llevo casi un mes con una almorrana que me trae de cabeza. La verdad es que soy un poco estreñida y tengo hemorroides con mucha frecuencia. ¿Por qué se producen las almorranas?

Almorrana es el nombre con el que se conoce popularmente a las hemorroides, que son unas dilataciones a modo de fondo de saco de las venas del plexo hemorroidal. Las hemorroides son muy frecuentes en las personas que padecen estreñimiento, por los esfuerzos que realizan para evacuar el intestino.

Al ser las hemorroides dilataciones venosas, cuando se producen ya no desaparecen. Sí es cierto que unas veces molestan más y otras apenas se nota su presencia —depende del grado de inflamación que presenten—, en cualquier caso, ocasionan molestias, dolores y dificultades, sobre todo en el momento de la deposición.

Unos hábitos saludables, como hacer ejercicio, llevar una dieta rica en fibra y productos enriquecidos con lactobacilos, consumir una cantidad de agua adecuada y educar al intestino para que sea regular, pueden ayudarte a disminuir las incomodidades que te provocan las hemorroides. Si esto no es suficiente, debes consultar con tu médico la posibilidad de un tratamiento médico o de una solución quirúrgica.

Remedio casero para las almorranas

Mi niña de seis años lo pasa fatal cada vez que tiene que ir al baño porque tiene almorranas. Yo intento obligarla a sentarse en la taza del váter, me arrodillo a su lado y le cojo las manos con fuerza para darle áni-

mos y asegurarme de que lo intenta, pero me da una pena enorme ver cómo sufre con el dolor. ¿Existe algún remedio casero para tratar las almorranas?

Es algo extraño el que tu hija, con sólo seis años, pueda padecer de hemorroides. Suponemos que has consultado con algún médico para llegar a esta conclusión; si no es así, debes hacerlo cuanto antes con el fin de que exploren a tu hija y vean si su problema es causado por una fisura anal, que sería algo mucho más habitual en una niña de esa edad. Los síntomas son muy semejantes —dolor en la evacuación y sangrado con las deposiciones—, por lo que, en algunas ocasiones, se confunden ambas patologías.

No intentes usar remedios caseros para paliar un problema que ni siquiera está confirmado. Los remedios caseros pueden serte útiles para tratar de educar su ritmo intestinal, evitar el estreñimiento y crear unos buenos hábitos dietéticos y deposicionales, pero en ningún caso te servirán para tratar un proceso patológico como el de las hemorroides, en caso de que se confirmara su existencia.

ENEMA

Enemas para el estreñimiento

Mi madre lleva casi dos semanas sin hacer de vientre. Le he preguntado al farmacéutico acerca de algún posible remedio y él me ha aconsejado que le ponga un enema. ¿Los enemas tiene que recetarlos el médico o es suficiente con consultárselo al farmacéutico?

Cuando una persona lleva casi quince días sin hacer de vientre, desde luego no es a la farmacia adonde debe acudir, sino al médico.

Un enema no es más que una solución de agua y electrolitos que se pone a través del ano y que realiza una limpieza de la ampolla rectal arrastrando la materia fecal que se encuentra retenida a ese nivel y forzando la deposición. Sin embargo, un estreñimiento que se prolonga tanto en el tiempo, desde luego precisa ser estudiado a fondo para conocer la causa que lo está provocando.

Nunca se debe recurrir a la automedicación, y desde luego, en casos como éstos, mucho menos.

En cuanto a tu pregunta sobre si los enemas ha de recetarlos un médico o un farmacéutico, es algo difícil la respuesta sin herir susceptibilidades, pero nosotros pensamos que sólo puede prescribir un tratamiento la persona que pueda realizar un diagnóstico correcto sobre una enfermedad concreta, y esa persona es siempre un médico. Esto no quita para que el consejo farmacéutico sea de gran importancia y pueda resultar útil en determinados casos, pero siempre hay que consultar con un médico ante cualquier enfermedad.

FISURA ANAL

Relación entre estreñimiento y fisura anal

Últimamente cuando me limpiaba después de ir al baño, en el papel aparecía un poquito de sangre. El médico me ha dicho que no me preocupe, que es una fisu-

ra anal. ¿Podrían explicarme bien qué es esto y por qué es normal que una persona estreñida la tenga?

Una fisura anal es una pequeña erosión que se produce en la piel que rodea el ano. Puede deberse a distintos factores, aunque en los adultos se encuentran muy relacionadas con el estreñimiento, el esfuerzo evacuatorio y la consistencia dura y con aristas de las deposiciones retenidas que a menudo causan lesiones en el recto y el ano al ser expulsadas.

Suponemos que tu médico te habrá hecho las pruebas precisas para llegar a ese diagnóstico. Si no es así, debes acudir a él nuevamente e insistir en que te remita al especialista de aparato digestivo para realizarte una rectoscopia y confirmar si se trata de una fisura anal. Un sangrado rectal SIEMPRE debe ser estudiado en profundidad, así se evitarán muchas complicaciones.

Es importante que combatas el estreñimiento con todos los medios a tu alcance para prevenir la aparición de fisuras anales. Sigue una dieta muy rica en fibra, bebe líquidos de forma abundante, haz ejercicio y adopta unos hábitos intestinales regulares. Si a pesar de cumplir todos estos consejos, continúas estreñido y tu fístula no mejora, quizá sea necesario plantearse la cirugía para tratar esa herida anal que no cicatriza correctamente.

245 FIBROMIALGIA

FIBROMIALGIA

FIBROMIALGIA

Una queja poco precisa de dolor crónico en músculos, tendones y ligamentos, que puede afectar a todo el cuerpo y cuya causa se desconoce. Esta enfermedad se sitúa a caballo entre la medicina y la psiquiatría. En la mayoría de los casos, las personas que la padecen también sufren alguna otra enfermedad reumatológica (artrosis o artritis).

¿Qué es la fibromialgia?

He oído en su programa que alguna vez han hablado de una enfermedad llamada fibromialgia. A mi hermana se la acaban de diagnosticar, pero la verdad es que el médico no nos ha explicado muy bien en qué consiste. Me gustaría que me informasen con detenimiento sobre esta patología.

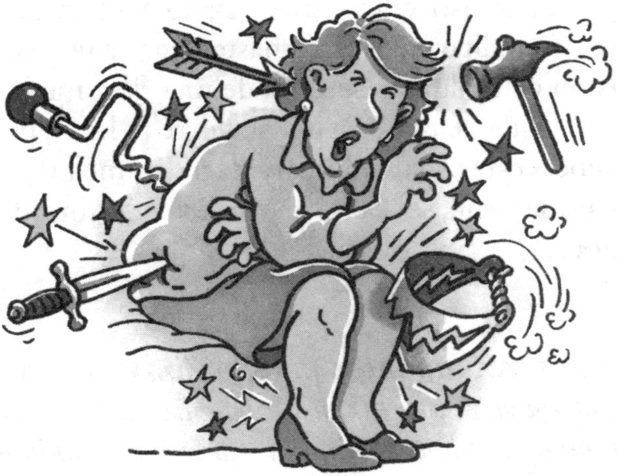

La fibromialgia es una enfermedad que se caracteriza por dolores musculares generalizados. La persona que la padece está muy cansada y el realizar pequeños esfuerzos musculares le resulta a veces casi imposible. En la actualidad, son varias las teorías que intentan justificar por qué se produce ese dolor que a veces llega a ser insoportable. La causa autoinmune es la más aceptada, aunque también se baraja la posibilidad de que se deba a infecciones de tipo vírico o incluso a algún problema psicológico.

No existe un tratamiento específico. Lo que se intenta es paliar el dolor que hace la vida insufrible a la persona que ha sido diagnosticada de fibromialgia. La utilización de analgésicos, miorrelajantes y antiinflamatorios tiene una efectividad relativa dependiendo de cada paciente. Los masajes, las técnicas de relajación y el ejercicio suave y continuo han hecho mejorar de forma ostensible a algunos pacientes.

El problema que plantea esta enfermedad es que el diagnóstico a veces es tardío, y el enfermo pasa de médico en médico hasta llegar a una conclusión clara de que se trata de una fibromialgia.

La vida de tu hermana no corre peligro, pero sí debéis estar a su lado para darle ánimos y para que no se sienta sola ante una enfermedad que desconoce.

Nuevos tratamientos para la fibromialgia

A una amiga mía de 40 años le han diagnosticado una fibromialgia. Sigue el tratamiento que le ha indicado su médico, pero los resultados no son todo lo satisfactorio que ella desearía. ¿Se están estudiando nuevos tratamientos para esta enfermedad?

La fibromialgia es una enfermedad relativamente actual, por lo tanto queda mucho por estudiar y saber cuál es su causa para así poder trabajar en el laboratorio en busca de un tratamiento etiológico, es decir, en un tratamiento que ataje el problema de raíz.

Las grandes multinacionales de la industria farmacéutica son conscientes de la repercusión de la fibromialgia en la población mundial, por este motivo están dedicando mucho tiempo y dinero para encontrar el medicamento adecuado.

La fibromialgia y la herencia

Mi madre tiene fibromialgia, y la verdad es que sufre tantos dolores y lo pasa tan mal que me da terror sólo el pensar que pueda ser hereditario.

Primero, y antes que nada, queremos mandarle un mensaje de ánimo a tu madre para que no se desespere y siga el tratamiento indicado por su médico con la convicción que antes o después su calidad de vida mejorará. Segundo, pon todo tu empeño en hacerle la vida lo más agradable posible a tu madre, ya que se ha demostrado que una vida apacible, tranquila y relajada es una de las mejores medicinas que hay para este tipo de pacientes.

En lo referente a tu pregunta sobre si esta enfermedad es hereditaria, te diremos que con los datos de que se dispone en la actualidad no existen pruebas que demuestren que sea hereditaria. Por lo tanto, quédate tranquila y no pienses que estás abocada irremediablemente a padecer fibromialgia.

251 GARGANTA Y OÍDO

G

GARGANTA Y OÍDO

Aunque parezca mentira, garganta y oído están íntimamente relacionados y comunicados entre sí. Ambos han de ser tratados por el mismo especialista, el otorrinolaringólogo.

GENERALIDADES

Ruido en la ciudad

Siempre he vivido en el campo. Llevo tres meses en Madrid y la verdad es que no me acostumbro al ruido que se oye por todas partes: en la calle, en la oficina, hasta en casa oigo la televisión de mis vecinos. ¿A qué nivel se considera peligroso el ruido?

Es normal que te cueste trabajo acostumbrarte a ese «mal cambio» que has hecho, del campo a una ciudad tan grande y ruidosa como es Madrid la adaptación será lenta y costosa. Los sonidos de más de 85 decibelios (db) pueden dañar los oídos. Un decibelio es una unidad que mide la intensidad del sonido en una escala desde cero a 140. Por poner un ejemplo, podemos decir que una conversación normal registra cifras de alrededor de 60 db; los ruidos que emiten algunas herramientas que a corta distancia pueden resultar verdaderamente molestos, como una sierra eléctrica, un martillo de percusión o un tractor, miden más de 100 db. Los empleados de aeropuertos, de la construcción y los agricultores se encuentran expuestos regularmente a ruidos fuertes, por tanto los oídos de estas personas sufren y se dañan mucho más que los de otras personas.

Sin embargo, los ruidos fuertes son dañinos, aunque no estemos expuestos a ellos todos los días. La exposición a un ruido fuerte, como por ejemplo, el sonido muy cercano de un disparo, puede dañar permanentemente los oídos de la persona expuesta a la detonación.

El ruido ambiente de una ciudad tan industrializada como Madrid es, sin duda, elevado, pero por lo general no sobrepasa el umbral de seguridad permitido. Te costará acostumbrarte pero seguro que lo conseguirás; cuando un día vuelvas a tu pueblo volverás a escuchar lo que es el silencio, aquí será difícil que puedas hacerlo.

Escuchar la música alta

Estoy aburrida de decirle a mi hijo de 17 años que baje la música, siempre la escucha altísima. ¿Puede ser perjudicial para sus oídos?

Por supuesto que sí puede llegar a ser perjudicial para la salud de tu hijo escuchar la música a una potencia de volumen muy elevada, ya que esto, a la larga, diminuye la elasticidad de la cadena de huesecillos encargada de trasmitir el sonido y genera, por tanto, hipoacusia o disminución de la agudeza auditiva.

Es mucho más sano escuchar la música a unos niveles adecuados para no dañar el tímpano y las estructuras del oído interno.

Quizá sea difícil hacérselo comprender ahora, porque todos sabemos lo que es la época de la adolescencia y las ganas que tienen los jóvenes de esa edad de llevar la contraria a sus padres, pero es importante que al menos lo intentes, ya que exponer sus oídos a un volumen permanente elevado puede causarle daños importantes e irreversibles.

Cuando una persona habla alto

Mi madre habla muy alto pero por mucho que se lo digo no se da cuenta. Cuando una persona habla alto ¿es síntoma de falta de audición?

Por lo general así es. Cuando una persona habla muy alto suele ser porque presenta algún déficit auditivo. Todos nos oímos cuando hablamos, aunque sea de una forma inconsciente. El problema de tu madre es que para escucharse a sí misma debe subir la potencia de su voz, debe hablar más alto.

Nuestro consejo es que acuda a su médico de familia para que éste valore el estado de sus oídos, ya que una pérdida de audición puede deberse a algo tan simple como es la presencia de unos tapones de cerumen que obstruyan el conducto auditivo. Si no es así, debe derivarla al otorrinolaringólogo o especialista de garganta, nariz y oídos para que le realice una audiometría que determine el grado de disminución de su agudeza auditiva y otras pruebas de imagen para deducir cuál es la causa de esta hipoacusia.

ACÚFENOS (PITIDOS)

Zumbidos en los oídos

A veces estamos en casa tan tranquilos viendo la tele y mi madre dice que oye pitidos y como si le zumbase una abeja en los oídos; los demás no oímos nada y la verdad, no entiendo qué le pasa a mi madre. ¿Es cierto que ella puede escuchar estos pitidos y nosotros no?

Lo que puede oír tu madre son unos ruidos, a modo de pitidos, que los médicos llamamos acúfenos o tinnitus, y que se deben, por lo general, a trastornos de tipo circulatorio, generalmente a nivel cervical.

Pueden percibirse de manera difusa en la cabeza o unilateralmente en un oído.

Algunos son sincrónicos con el pulso y son sospechosos de una patología vascular, como una insuficiencia vascular cerebral (insuficiencia vértebro-basilar).

Lo que debes hacer es acompañarla al médico de familia para que la derive al neurólogo y le estudien a qué se deben esos molestos ruidos que le molestan tan a menudo.

AMÍGDALAS / AMIGDALITIS

Operar de amígdalas

El pediatra me ha dicho que a mi niña de cuatro años hay que quitarle las amígdalas. Como no sé para qué sirven, no sé si hacemos bien al aceptar esta operación, ¿cuándo es necesario operar las amígdalas?

Las amígdalas son unas estructuras linfoides que se encuentran en la entrada a la faringe, entre los pilares anteriores y posteriores del velo del paladar. Forman parte del anillo linfático de Valdeyer, cuya misión es proteger de infecciones la garganta, la faringe, la laringe y todas las vías respiratorias.

Hasta hace unos años estas estructuras se quitaban por sistema, y prácticamente a todos los niños, para evitar las infecciones recidivantes que tienen lugar a ese nivel. Sin embargo, en la actualidad los pediatras son muy reticentes a su extracción (amigdalectomía), ya que al quitarlas se priva al niño de un importantísimo mecanismo de defensa ante muchas infecciones respiratorias. Se reserva la cirugía a casos de amigdalitis complicadas y al tratamiento de aquellos niños que pasan la mayor parte del tiempo tomando antibióticos por infecciones recidivantes de las amígdalas. Si te han recomendado operar a tu hija será porque realmente lo necesita, no obstante, si tienes dudas debes pedir una segunda opinión que valore el caso.

ANGINAS

¿Qué es «tener anginas»?

Cuando el médico nos dice que tenemos anginas ¿a qué parte de la garganta se refieren en realidad y qué deberíamos tomar para curarnos?

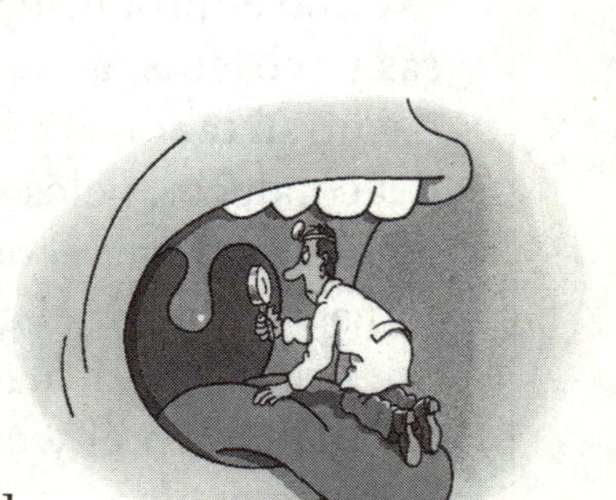

Las anginas es el término con el que se denomina coloquialmente a las amígdalas. Las amígdalas o anginas se inflaman cuando hay alguna infección en la boca o la faringe porque aumenta su producción de células de defensa para ayudar a combatirla. En su sinuosa estructura externa, formada por las criptas amigdalares, también pueden asentar infecciones y producirse una acumulación de pus y otras sustancias de desecho que indican la existencia de un foco infeccioso.

El tratamiento empleado para las «anginas» varía si sólo están inflamadas, en cuyo caso se emplearán antiinflamatorios y analgésicos para tratar la inflamación y el dolor, o si sobre ellas asienta una infección, con la aparición de pus en sus criptas. Si éste es el problema habrá que añadir, al tratamiento citado anteriormente, un antibiótico.

CERA

Cera en los oídos

Mi hijo siempre tiene mucha cera en los oídos; es el único de la familia al que le ocurre esto. ¿Por qué se produce la cera y cómo debo quitársela?

La cera que se acumula en el conducto auditivo externo es producida por las glándulas ceruminosas y sebáceas, aunque en su composición se encuentran también células descamadas del epitelio del conducto, pelos y partículas externas. Su función es proteger el oído interno de agresiones externas y lubricar el conducto para arrastrar en su interior las partículas y gérmenes que puedan introducirse en él y evitar que lesionen, dañen o infecten el oído.

La cera no debe retirarse porque —como acabamos de decir— es un mecanismo defensivo de barrera del oído. Sólo si la producción de cerumen es excesiva y se forman tapones que obstruyen el conducto auditivo será necesario extraerlos para evitar la obstrucción. Para extraer los tapones debes consultar con tu médico de familia. Si no ofrecen ninguna complicación le mandará unas gotas durante unos días para ablandarlos, y después se los quitarán en el centro de salud. En algunos casos, es necesario que la extracción la realice un otorrino.

Lo que no debes hacer nunca, ni tú ni tu hijo, es introducir algún objeto en el conducto auditivo para intentar arrastrar el cerumen, ya que puede ser muy peligroso y llegar a provocar infecciones e incluso una perforación del tímpano. Sólo puedes retirarle con una gasa o con un bastoncillo la cera sobrante que sale al pabellón auditivo, si es que esto ocurre, lo cual no es frecuente, pero en ningún caso introducir objetos a través del conducto auditivo.

CATARROS, CONSTIPADOS Y RESFRIADOS

Catarro, constipado y resfriado

Me gustaría que me aclarasen si es lo mismo un catarro que un constipado o un resfriado.

Se trata de los diferentes términos coloquiales que se utilizan para denominar lo que los médicos, algo más enrevesados, llamamos «infección respiratoria de vías altas, de etiología vírica». Un catarro, un resfriado o un constipado es un proceso respiratorio generalmente leve, pero muy molesto, que se manifiesta con una sintomatología característica que incluye: destilación y congestión nasal, congestión ocular, lagrimeo, dolor de garganta, tos seca, cansancio y astenia. Generalmente este tipo de procesos está causado por virus y remite tras unos días de tratamiento sintomático con antitérmicos, analgésicos y antitusivos. Los antibióticos no tienen utilidad en el tratamiento de este tipo de procesos, y su mal uso sólo contribuiría a crear resistencias, por lo que no deben usarse si no son prescritos por un médico.

Constipado mal curado

¿Puede un constipado mal curado hacerse crónico?

Lo que preguntas es algo que todos hemos oído decir en algún momento a alguna persona mayor de nuestro entorno, sin embargo, tiene una escasa base científica. Cuando alguien emplea esa expresión de «catarro mal curado» se está refiriendo a la aparición de alguna complicación en el curso de una infección respiratoria leve que impide que la evolución del cuadro vaya hacia la curación y remisión del proceso.

En este caso sí sería preciso instaurar rápidamente un tratamiento antibiótico que controle y erradique la infección. Cuando se produce este tipo de infecciones a consecuencia, y por descenso, de una infección de vías respiratorias altas, suele acumularse una gran cantidad de mucosidad y secreciones en los bronquios que luego es difícil expulsar y movilizar, por lo que la tos, como mecanismo de defensa para movilizar las secreciones, puede durar cierto tiempo, lo que para algunas personas es motivo suficiente para darle el carácter crónico que le atribuyen erróneamente a «un resfriado mal curado», pero que realmente no es tal.

Por lo general, una infección respiratoria de vías altas no tiende a la cronicidad sino a la resolución —incluso espontánea— una vez que se ponen en marcha todos los mecanismos defensivos e inmunitarios del organismo.

Todo el invierno estornudando

Según llega el otoño mi pequeño, que tiene 7 años, se constipa y se pasa todo el invierno estornudando cada dos por tres. ¿Qué puedo hacer?

Los estornudos son espasmos defensivos que experimentan las fosas nasales para liberarse de alguna obstrucción o para evitar la entrada de sustancias y cuerpos extraños en su interior. Son uno de los síntomas más frecuentes en procesos de distintos tipos: infecciones respiratorias víricas o bacterianas o respuesta a la inhalación de productos tóxicos o cuerpos extraños, procesos de tipo alérgico o rinitis, etc.

Si tu hijo pasa tanto tiempo estornudando, lo primero que hay que diagnosticar es la causa de esos estornudos, ya que si se mantienen tanto tiempo (durante todo el invierno) habría que orientarse más bien hacia un proceso de tipo alérgico que hacia una infección respiratoria.

Nuestro consejo es que lleves a tu hijo al alergólogo para que le someta a unas pruebas y compruebe si es alérgico a algo.

CUERDAS VOCALES

Dolor en las cuerdas vocales

Durante una temporada tuve molestias en la garganta. Pensé que eran anginas o algo parecido y no le di importancia. Cuando finalmente fui al médico porque el malestar no se me pasaba me dijo que el dolor se localizaba en las cuerdas vocales. ¿Por qué pueden doler las cuerdas vocales?

Las cuerdas vocales son dos músculos alojados en la laringe y, como otros músculos, pueden doler por motivos muy diferentes: una mala utilización ocasional de la voz (espectadores de acontecimientos deportivos, conversaciones en ambientes ruidosos o discotecas, etc.), el mal uso permanente de la voz (maestros, locutores, vendedores ambulantes, feriantes, cantantes con una técnica incorrecta, etc.), el exceso de tabaco, la ingesta de líquidos o alimentos muy calientes, la inhalación de productos tóxicos o irritantes, o incluso, las secuelas de una intubación por una intervención quirúrgica.

Sin embargo, en muchas ocasiones, el síntoma de algún padecimiento en las cuerdas no es el dolor en esta zona, sino la emisión anómala de la voz (disfonía o afonía).

Pólipos en las cuerdas vocales

Llevaba una temporada ronca y con dolor de garganta. He ido al otorrino y me ha dicho que tengo un pólipo en las cuerdas vocales y que me tiene que operar. ¿Son peligrosos los pólipos?, ¿duele mucho la operación?

Los pólipos de cuerda vocal son neoformaciones que aparecen generalmente por un uso incorrecto de la voz. Pueden producir tres síntomas fundamentales: disfonía (mala o dificultosa emisión de la voz), afonía (incapacidad de emitir la voz) y fonación dolorosa (dolor al hablar).

Se producen generalmente por una sobrecarga fonatoria extrema, es decir, por forzar la voz más allá de lo que las cuerdas pueden soportar. Cuando el otorrino observa por medio de una laringoscopia las cuerdas de un paciente con pólipos las ve inflamadas, enrojecidas y con una o varias pequeñas excrecencias mucosas que son los pólipos. Cuando existe formación de pólipos debe recurrirse a la cirugía para extirparlos.

Los pólipos, por lo general, no son peligrosos, ya que es simplemente un tejido inflamado de la mucosa pero, si no se extirpan, pueden llegar a convertirse en nódulos y alterar la movilidad y la función de las cuerdas vocales. En ocasiones, antes de la extirpación se aconseja el reposo vocal absoluto para ver si remiten, y si no es así se recurre a la cirugía. La intervención quirúrgica se realiza por medio de la laringoscopia directa, que consiste en la introducción de un tubo de fibra óptica hasta la laringe para poder visualizar directamente las cuerdas vocales y, si se aprecia alguna zona sospechosa o dañada, poder extirparla en la misma intervención. Es una intervención incómoda si se realiza bajo anestesia local, como es lo más frecuente, pero no puede decirse que sea dolorosa. Lo que es importante es que tras la cirugía se debe seguir un tratamiento foniátrico para aprender a manejar la voz sin forzarla y evitar que vuelvan a formarse los pólipos.

Cuerdas vocales, nódulos y pólipos

Tengo un amigo que es cantante, tenor. Me gustaría consultaros dos cosas; la primera es una curiosidad que tengo, ¿son iguales las cuerdas vocales de un hombre y de una mujer?; el otro día discutía sobre eso con unos amigos y me interesa saberlo. La otra pregunta se refiere a otro asunto sobre el cual también teníamos opiniones diferentes: ¿es lo mismo un pólipo que un nódulo?

En lo referente a tu primera pregunta, debes saber que no son iguales las cuerdas vocales masculinas y las femeninas, difieren en la longitud. Las cuerdas de un varón pueden medir entre 2 y 2,4 centímetros, mientras que las de una mujer miden desde 1,6 a 2 centímetros. Esto explica las diferentes tonalidades de las voces. En general, la mujer emite sonidos agudos y el hombre tiene un registro más grave, aunque la gama es muy variada.

No es lo mismo un pólipo que un nódulo; el pólipo sólo es una inflamación o edema de la cuerda vocal, mientras que un nódulo es un tejido hiperqueratósico, más duro, una porción de mucosa endurecida y más deteriorada.

Adviértele a tu amigo, el tenor, que para evitar que aparezcan estas formaciones en su laringe es fundamental aprender una buena técnica de canto, basada en el estudio y el conocimiento de su aparato fonador, ya que estos problemas son muy frecuentes en los cantantes. Debe cuidar mucho su garganta porque tiene una profesión muy hermosa.

ESCAMAS EN OÍDOS

¿Qué son las escamas en los oídos?

A mi marido le han dicho que tiene escamas en los oídos. ¿Qué son estas escamas y por qué se producen?, ¿cómo se deben tratar?

Las «escamas» que aparecen con frecuencia en el conducto auditivo de muchas personas se deben a la deshidratación de la piel que recubre el conducto, y ésta puede responder a causas muy diferentes: dermatitis del conducto, manipulación con bastoncillos u otros instrumentos aún menos adecuados que pueden erosionar el conducto auditivo externo, existencia de infecciones locales (víricas, bacterianas o por hongos), entrada de cuerpos extraños (agua, arena, hierba, insectos), reacciones alérgicas a este nivel o una disminución en la producción de cera por las glándulas ceruminosas, que dejan desprotegida la zona ante cualquier agente nocivo o erosivo.

En general la presencia de escamas en el conducto auditivo se llama eccema del oído. Es una enfermedad que cursa en brotes agudos intermitentes y que produce una intensa sensación de picor, lo que hace que este proceso se prolongue en el tiempo por la tendencia de los pacientes a provocarse lesiones por el rascado. Entre los eccemas del oído se pueden diferenciar cuatro tipos fundamentales: eccema de contacto, por artículos de limpieza o de belleza (lacas, gel de baño, jabones, patillas de gafas, prótesis auditivas, medicamentos, etc.), eccema microbiano, producido por la infección de bacterias como el estafilococo, eccema seborreico, el más frecuente y que se combina casi siempre con acné y eccema endógeno, que no es más que la manifestación local, en los oídos, de un eccema generalizado (alergia, atopia, psoriasis, etc.).

Para tratar las escamas y la desecación de la piel, es decir, el eccema, es preciso conocer en primer lugar la causa que lo produce y, según ésta, instaurar el tratamiento adecuado. Existe en el mercado un sinfín de productos para evitar este problema, en forma de gotas o de pomadas que pueden aplicarse en el conducto auditivo hasta conseguir que se regenere su estructura. Nuestro consejo es que tu marido consulte con su médico de familia o con su otorrino para que le prescriba el tratamiento más adecuado a su caso.

FARINGITIS

Faringitis con el frío

En cuanto llega el frío, cada dos por tres, sufro de faringitis. ¿Existe algún remedio casero eficaz para la faringitis?

Lo que nos cuentas en tu consulta es algo bastante frecuente en la época invernal, debido a las agresiones externas a que está sometido el aparato respiratorio. Generalmente son infecciones víricas que se hacen recurrentes a lo largo de varias semanas; en ocasiones, sobre esa infección vírica asienta una infección bacteriana, alargando aún más el proceso.

Algunos de los remedios caseros más utilizados son: la ingesta de leche caliente con miel, probablemente el más conocido y utilizado con éxito por las propiedades regenerativas y suavizantes de la miel, los enjuagues o gargarismos con manzanilla, con miel caliente y limón o con bicarbonato, las inhalaciones con productos balsámicos como el eucalipto, la aplicación de compresas frías o calientes o empapadas con alcohol diluido alrededor del cuello, la abstención de fumar, la disolución en la boca de tabletas con efecto anestésico y desinfectante, la ingesta de caramelos balsámicos de menta, la toma de tisanas o infusiones calientes, la aplicación de calor seco en la zona cervical, la humidificación ambiental por medio de humidificadores de vapor o de ultrasonidos, el reposo vocal absoluto o parcial, la abstención alcohólica, el cambio de clima, la no exposición a agentes irritantes (polvo, humos, agentes químicos), la no utilización de aparatos de aire acondicionado que emiten frío o calor seco, la ingesta abundante de vitamina C para proteger las mucosas y que es muy abundante en los cítricos (naranja, limón y pomelo) y en otras frutas, como el kiwi o la papaya, y un larguísimo etcétera, ya que remedios caseros hay casi tantos como madres y abuelas sobre la faz de la tierra.

HIPOACUSIA

¿Qué es una hipoacusia?

Cuando el otorrino hace referencia a una hipoacusia, ¿de qué está hablando en realidad?

El término hipoacusia hace referencia a una disminución de la agudeza auditiva. Es un proceso ligado al envejecimiento, ya que con el paso de los años la cadena de huesecillos que transmite el sonido se hace menos elástica, disminuye su movilidad y la capacidad de percepción auditiva.

Lo que sí es más preocupante y puede llegar a suponer una urgencia médica es la hipoacusia brusca. Nos referimos a la pérdida de audición que se establece, de forma rápida y repentina, en días o en semanas y puede llegar a ser una urgencia por dos motivos: por un lado, por la necesidad de instaurar un tratamiento lo más rápidamente posible, hecho que puede mejorar espectacularmente los resultados; y por otro lado, por la carga psicológica que genera en el enfermo su rápida y llamativa aparición.

Síntomas preocupantes de una hipoacusia

Hace unos meses me llevé un susto enorme; de repente, un día me quedé sordo del oído derecho. Había estado en la piscina y parece ser que tenía un tapón de cerumen en el oído, me entró algo de agua y se hinchó hasta taponar totalmente y dejarme sordo de ese lado. Fui a urgencias, me extrajeron el tapón y todo volvió a la normalidad. ¿Ante qué síntomas debe una persona preocuparse por una hipoacusia?

Una persona debe preocuparse por una hipoacusia siempre que aparezca este problema; ha de ir al médico para que diagnostique la causa que la provoca e instaure el tratamiento adecuado. Sin embargo, es más preocupante cuando la pérdida de audición se instaura de forma rápida y no de manera progresiva a lo largo de los años.

Por lo general, la pérdida auditiva brusca suele ser unilateral y se establece en cuestión de horas o días. Se puede acompañar de otros síntomas como acúfenos (ruidos dentro de los oídos), vértigo de intensidad variable (desde leve hasta verdaderamente incapacitante), sensación de plenitud ótica (de tener el oído lleno de alguna sustancia), y en bastantes ocasiones coincide con infecciones de las vías respiratorias superiores. Es más frecuente en adultos.

El tratamiento de la sordera brusca debe ser iniciado lo antes posible, ya que se ha comprobado que cuanto menor es el tiempo transcurrido entre la aparición de la hipoacusia y el inicio del tratamiento mayores son las posibilidades de recuperación.

INFECCIÓN DE OÍDOS U OTITIS

Infecciones de oídos y otitis

¿Es lo mismo infección de oídos que otitis?

Popularmente sí es así, aunque científicamente una otitis es simplemente la inflamación de la mucosa que recubre el aparato auditivo; esta inflamación puede estar provocada por procesos infecciosos, pero también de otro tipo, como alergias, exposición a agentes o sustancias erosivas, manipulación de los oídos con distintos utensilios, presencia de cuerpos extraños en su interior, etc.

Una vez aclarado este punto, podemos decir, sin embargo, que cuando hablamos de otitis nos referimos fundamentalmente a: otitis externa (afecta al conducto auditivo externo) y otitis media (afecta al oído medio).

La otitis externa es la más frecuente, ya que el tímpano protege el oído medio y lo aísla del exterior evitando muchas infecciones, pero cuando el tímpano está dañado son más frecuentes las otitis medias; es muy importante tratarlas a tiempo, ya que pueden causar complicaciones graves, incluso fuera del aparato auditivo.

Prevención de otitis en niños

Desde hace unos años mi hijo sufre infección de oídos cada dos por tres. El pediatra le puso un tratamiento que le va bastante bien pero me gustaría saber si yo puedo hacer algo para prevenir estas infecciones y si en algún momento estas infecciones le podrían causar un daño permanente.

Las infecciones de oídos, otitis, son muy frecuentes en los niños. Lo único que tú, como madre, puedes hacer es impedir que tu hijo coja frío abrigándole con gorros, bufandas u orejeras en la época de frío intenso y en los días de viento, y evitar otra de las causas más importantes de otitis, que es la entrada de agua a través del conducto auditivo, para lo cual debes tener cuidado durante el baño y hacer que se proteja con tapones de cera o silicona cuando vaya a la piscina o a la playa. También es importante, especialmente en los niños pequeños, impedir que se hurguen los oídos y que se introduzcan objetos o tierra dentro de ellos. Poco más puedes hacer si la infección de oídos viene por otra infección respiratoria; tu única función es llevarle al médico cuanto antes para que instaure el tratamiento adecuado y así evitar posibles complicaciones.

Las infecciones óticas de repetición pueden llegar a lesionar el tímpano, importantísimo me-

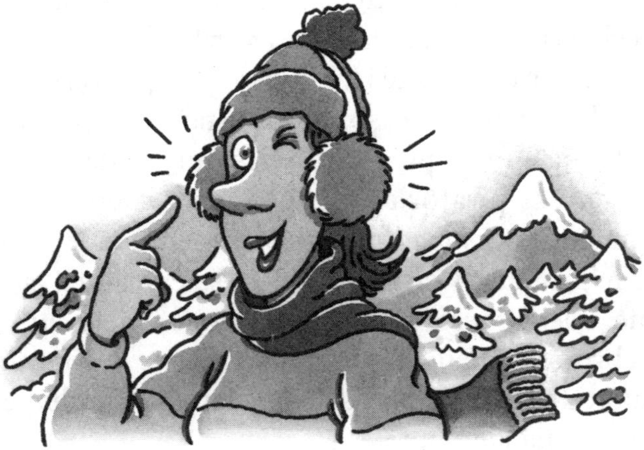

canismo de defensa para la integridad del oído medio y del oído interno. Por eso es importante que cualquier infección de oídos sea tratada de una forma precoz. En cualquier caso, si por algún motivo se llegara a dañar el tímpano, no tendría por qué ser un daño permanente, ya que si hay lesión se puede proceder a una timpanoplastia, que es una sencilla cirugía por la cual se repara esta membrana o se sustituye por otra protésica.

Otitis contagiosas

Mi marido volvió de un viaje con otitis y a los pocos días yo cogí un poco de frío y también tuve infección de oídos. ¿Puede ser contagiosa esta enfermedad?

Por lo general las infecciones de oídos no suelen ser contagiosas, sin embargo sí pueden serlo las infecciones respiratorias, y en muchas ocasiones, una infección de oídos puede ser consecuencia de una infección respiratoria previa.

Es probable que tu marido te contagiara una infección vírica o bacteriana que afectaba al aparato respiratorio y que ésta te haya causado después la otitis.

En cualquier caso, todos estamos expuestos cada día a múltiples gérmenes que anidan en el aparato respiratorio, sin necesidad de contagios persona a persona, fundamentalmente en épocas de frío intenso y en los cambios estacionales. Dado que, además, este tipo de infecciones suele cursar en brotes epidémicos, es frecuente que lo contraigan todos los miembros de una familia simultánea o escalonadamente.

LARINGITIS

Diferencias entre faringitis y laringitis

Me gustaría aclarar una cuestión en cuanto a faringitis y laringitis. ¿Son diferentes términos para una misma enfermedad? ¿Cuáles son los síntomas?

La faringitis no es lo mismo que la laringitis, son dos procesos distintos que anidan en localizaciones diferentes. La faringitis es una inflamación de la faringe, estructura compartida entre el aparato respiratorio y el aparato digestivo, ya que a través de ella pasa el aire que respiramos, pero pasan también los alimentos que deglutimos, mientras que la laringitis es una inflamación de la laringe, estructura que pertenece al aparato respiratorio y en cuyo interior se alojan las cuerdas vocales y los músculos fonatorios.

La faringitis aguda es un proceso común en adultos, especialmente en las épocas invernales, y la laringitis es menos habitual, suele ser consecuencia de una infección respiratoria de vías altas que desciende; aparece fundamentalmente en niños.

Los síntomas de la faringitis son: dolor al tragar, que en ocasiones se irradia al oído, sensación de sequedad, calor y sensación de herida en la faringe, carraspeo, quemazón y necesidad de arrancar mucosidad y de toser; en ocasiones produce fiebre, especialmente en los niños.

Los síntomas de la laringitis son: alteraciones de la fonación, desde disfonía hasta afonía, dolor a nivel laríngeo, tos irritante, seca y pertinaz, voz ronca, a veces como un graznido, fonación dolorosa. En los niños hay peligro de que se produzca una obstrucción de las vías respiratorias por inflamación de la laringe.

Laringitis y ruido al toser

Mi hijo pequeño, de tres años, ha padecido en varias ocasiones de laringitis y la verdad es que todos nos asustamos con el ruido que hace al toser. ¿Qué se puede hacer para prevenir y tratar la laringitis?

Prevenir la laringitis es algo complicado, ya que sería decir tanto como prevenir una infección respiratoria, y eso depende de múltiples factores. La laringitis suele producirse como reacción a una inflamación más o menos generalizada del árbol respiratorio. Los medios generales para prevenir una infección respiratoria serían: vacunación antigripal y antineumocócica en los grupos de riesgo, evitar los cambios bruscos de temperatura y una ingesta abundante de antioxidantes y vitamina C para mantener bien altas las defensas.

Dado que las infecciones respiratorias, generalmente víricas, se suelen asociar con infecciones bacterianas, habitualmente es preciso instaurar un tratamiento antibiótico para la laringitis, siempre prescrito por un médico. Además será necesario el uso de antitérmicos para bajar la temperatura, antiinflamatorios o corticoides para disminuir la inflamación, mucolíticos si la mucosidad es muy espesa, para favorecer su expulsión, espasmolíticos para deshacer los espasmos laríngeos y, en ocasiones, analgésicos para tratar el dolor. Además del tratamiento médico, se recomienda la aplicación de compresas con alcohol diluido alrededor del cuello, inhalaciones con vapor de agua y productos balsámicos, el uso de humidificadores y un ambiente fresco.

MAREOS Y VÉRTIGOS

Problema de oídos y mareos

Me mareo bastante a menudo, sobre todo si me levanto de manera brusca del sillón o de la cama, y el médico de familia me ha mandado al otorrinolaringólogo. ¿Qué relación pueden tener mis mareos con problemas de oído?

El mareo y la pérdida de equilibrio guardan, en muchas ocasiones, una relación directa con las enfermedades del sistema auditivo. Esto se explica porque en el oído interno se encuentra alojado el sistema vestibular, que es el encargado de controlar el equilibrio. Por este motivo, cuando se producen con frecuencia los mareos es importante que el paciente sea revisado por el otorrinolaringólogo para valorar si puede deberse a alguna alteración del oído.

Se puede decir que el mantenimiento del equilibrio corporal es el resultado de la actuación conjunta de una serie de complicados mecanismos de regulación visual, cinestésica y vestibular.

El vértigo es la pérdida total o parcial de la orientación en el espacio, por ejemplo, la sensación de movimiento del medio que nos rodea. La alteración del equilibrio es la incapacidad de mantener el cuerpo en equilibrio, por ejemplo de mantener la bipedestación o andar (ataxia).

Por todo esto, tu médico ha hecho lo correcto al derivarte al especialista de los oídos para que te haga una revisión y buscar si padeces alguna alteración que justifique esos mareos que sientes con tanta frecuencia.

MUCOSIDAD

Tratamiento del moqueo

Tengo un niño de 4 años y está todo el día moqueando; por más que intento enseñarle a sonarse no lo hace bien. ¿Debería tratarle esta mucosidad de alguna manera, con fármacos o con algún remedio casero?

Ése es uno de los problemas que con más frecuencia padecen los niños, no saben movilizar la mucosidad para expulsarla y se queda almacenada en su vía respiratoria, por eso es muy importante ayudarles a sacársela por los medios disponibles que ahora te explicaremos.

Cuando tu hijo tenga una mucosidad muy abundante debes consultar con tu médico para que valore y le ponga el tratamiento que necesite, por lo general la administración de algún fármaco de efecto mucolítico.

En cuanto a la existencia de remedios caseros, sólo podemos hablarte de los más clásicos, como la ingesta de leche caliente con miel que suaviza la vía respiratoria y ayuda a arrancar el moco seco, o las inhalaciones o vahos con vapor de agua y productos balsámicos del tipo del mentol o el eucalipto; también es importante la existencia de un ambiente fresco y húmedo, que puedes conseguir con el uso de un humidificador, para evitar la congestión y la incomodidad que esto les causa, especialmente, a los más pequeños.

Debes mantener permanentemente limpias de moco las vías respiratorias de tu hijo, mediante lavados nasales frecuentes con suero fisiológico y la posterior aspiración de las secreciones con los dispositivos que existen en las farmacias para este uso, como son las peras o aspiradores nasales.

No esperes que aprenda tan pronto a sonarse, aún es un poco pequeño para hacerlo y, por tanto, tú tienes que ayudarle.

Cómo tratar la mucosidad

Según llega el invierno empiezo a estar constipada. Ya estoy acostumbrada, pero lo que llevo fatal es estar todo el día con mucosidad. ¿Qué es lo mejor para tratarla?

Lo mejor que se puede hacer para evitar las molestias que provoca la mucosidad excesiva en las vías respiratorias es intentar drenarla, evitando además que se produzcan sobreinfecciones de este moco excesivo expuesto a múltiples gérmenes que inhalamos con el aire que respiramos.

Para conseguir que el moco salga, éste tiene que estar fluido, ya que si no es así resulta más difícil, y además podemos erosionar más la vía respiratoria con los esfuerzos que se realizan para la expulsión mucosa. Para que esté fluido lo más importante de todo es beber mucho líquido, agua, zumos, infusiones, pero en grandes cantidades que permitan una buena hidratación del moco y de la vía respiratoria para evitar la acumulación de mucosidad y la molesta obstrucción y dificultad respiratoria. Refiriéndonos al tratamiento médico, puede estar aconsejado el uso de fármacos mucolíticos, capaces de fragmentar y hacer más fluida la mucosidad para favorecer su expulsión y, en algunas ocasiones, pueden ser necesarios también fármacos antiinflamatorios que actúen a nivel del árbol respiratorio, como son los corticoides inhalados, o incluso de vasodilatadores bronquiales. Ambos tipos de medicamentos favorecen la emisión de la mucosidad que se aloja en el árbol bronquial, pero deben ser siempre prescritos por un médico.

Nuestro consejo es que consultes con tu médico cuando la mucosidad sea muy abundante y tengas dificultades para movilizarla adecuadamente.

PAPERAS

Paperas contagiosas

Todos los fines de semana nos juntamos mi hermana y yo con nuestros hijos. Mi sobrino de 8 años tiene paperas y temo que mi niña, de 6 años, se pueda contagiar. ¿Las paperas son contagiosas?

Las paperas o parotiditis son una enfermedad vírica y, por tanto, pueden ser contagiosas; causan un agrandamiento de las glándulas salivares, aunque esta infección también puede afectar a otros órganos, especialmente en adultos.

Se contagian al respirar microgotas que contienen el virus y que se emiten con la tos, la respiración, los estornudos o el habla de las personas afectadas, aunque también pueden trasmitirse por el contacto directo con objetos contaminados por la saliva infectada. Sin embargo, son menos contagiosas que la varicela o el sarampión. Pueden darse casos durante todo el año, pero son más frecuentes los brotes hacia el final del invierno o el principio de la primavera. Aunque la infección por este virus puede darse a cualquier edad, es más habitual entre los 5 y los 15 años, y es rara en menores de 2 años. La vacuna contra la parotiditis se administra de forma sistemática a toda la población infantil, generalmente en asociación con la del sarampión y la de la rubéola, sin embargo no protege totalmente de contraer la infección.

El periodo de incubación de la enfermedad varía entre 12 y 25 días, por lo general es de unos 18 días. Sin embargo, el virus puede hallarse en la saliva desde 6-7 días antes de aparecer la clínica, es decir, la inflamación de las glándulas, hasta 9 días después, por lo que tu hija, si es susceptible de infectarse con el virus, ya puede haberlo hecho porque estuvo con tu sobrino hace una semana. Esperamos que no sea así, de cualquier modo, es mejor que suspendáis la reunión de este fin de semana para dar tiempo a que tu sobrino se recupere y evitar una nueva exposición de tu hija al virus.

Paperas y deformación de la cara

El otro día mi hija de 16 años amaneció con dolor de garganta y por la noche tenía la cara deformada por culpa de unas paperas. ¿Por qué se deforma la cara cuando una persona tiene paperas? Yo ya pasé las paperas hace tiempo pero, ¿me puede contagiar mi hija nuevamente esta enfermedad?

Nos planteas dos preguntas interesantes. La deformación de la cara, que es muy manifiesta en algunos casos, se debe a que se inflaman las glándulas salivares, que se encuentran en una localización superficial en el marco de la cara. Aunque lo más frecuente es que se inflame sólo la glándula parótida, que se encuentra delante de la oreja, también puede afectar a las glándulas sublinguales y submaxilares. La inflamación y el aumento de tamaño de estas estructuras causan una gran alteración del aspecto facial, ya que se ensancha la cara en sus zonas laterales y se evidencia como una deformidad de la cara.

En cuanto a tu segunda pregunta, debes estar tranquila, ya que si bien la vacuna produce una resistencia mayor a padecer la enfermedad, aunque no confiere una inmunidad total, el hecho de haber padecido la infección confiere una inmunidad que suele ser permanente, o al menos, muy duradera, por lo que sería excepcional que pudieras volver a padecer la enfermedad.

Paperas en adultos

Un compañero mío está de baja por paperas, a mí me sorprendió la noticia porque pensaba que esta enfermedad sólo se daba en niños. ¿No es una enfermedad sólo de niños pequeños?

Pues claro que no, la infección por el virus que produce la parotiditis o las paperas puede suceder a cualquier edad y, por lo general, es más grave cuando se produce en adultos.

Casi todos los niños que padecen paperas se recuperan totalmente y sin problemas; en casos raros los síntomas pueden empeorar de nuevo al cabo de unas dos semanas, pero no es lo habitual. Sin embargo, cuando esta enfermedad afecta a personas adultas es más frecuente que aparezcan complicaciones y que la enfermedad afecte a otros órganos además de las glándulas salivares, como el cerebro, el páncreas, los testículos o los ovarios. De hecho, aproximadamente el 20% de los varones infectados después de la pubertad desarrolla una dolorosa inflamación en uno o ambos testículos, que los médicos llamamos orquitis. En algunos casos, los testículos quedan lesionados permanentemente, por lo que la parotiditis puede ser causa de infertilidad en el varón. Esta inflamación de las glándulas sexuales también puede darse en la mujer, aunque es menos frecuente; cuando aparece se produce una inflación de los ovarios que se llama ooforitis.

PERFORACIÓN DE TÍMPANO

Perforación del tímpano

Cuando te dicen que puede haber problemas de perforación de tímpano ¿qué quieren decir en realidad?, ¿es verdad que se perfora?, ¿qué ocurre en este caso?

El tímpano es una membrana cartilaginosa que separa el oído externo del oído medio, protege y aísla a este último del contacto con el exterior, evitando así la posible penetración de gérmenes y sustancias nocivas cuando esta membrana está íntegra.

Por causas como la manipulación desde el exterior con objetos punzantes, la mala extracción de unos tapones, un ascenso brusco y repentino de la presión (una explosión, una zambullida profunda, etc.) o algunas infecciones que afectan ocasionalmente al oído medio (otitis medias), esta membrana se perfora, se rompe y permite que salgan los productos de desecho de la infección y se produce supuración (otorrea) o sangrado (otorragia) a través del conducto auditivo externo.

La perforación a este nivel hace la membrana permeable al paso de gérmenes y otras sustancias nocivas y pone en peligro al oído medio y al oído interno, estructuras alojadas en el interior del cráneo, de difícil acceso y que en condiciones normales, si el tímpano está íntegro, son estériles. Además, las infecciones a este nivel pueden dar lugar a complicaciones graves por la proximidad de estructuras nerviosas de vital importancia, como las meninges y el cerebro.

Por lo general, el tímpano se cura, se regenera sin más tratamiento, pero cuando transcurridos dos meses no ha cicatrizado correctamente y se ha producido un daño irreversible de la membrana timpánica, el especialista de oídos suele recomendar una timpanoplastia, intervención quirúrgica por la cual se repara el tímpano o se sustituye por una prótesis que asegure su función protectora y auditiva.

PICOR EN OÍDOS

Cómo rascarse ante un picor de oídos

Me gustaría saber por qué a veces pican los oídos y si puedo o no introducirme algún objeto para rascarme y aliviar la desagradable sensación de picor. ¿Qué debo hacer cuando esto ocurre?

Los oídos pueden picar, de hecho es algo relativamente frecuente que les ocurre a muchas personas con mayor o menor asiduidad. El picor puede deberse a múltiples causas, desde procesos alérgicos, por el uso de productos cosméticos o de limpieza, hasta dermatitis localizadas en el conducto auditivo externo, o eccemas del conducto. Sin embargo, está absolutamente desaconsejado el rascado, ya que se pueden producir erosiones en la piel que pueden ser causa de infección, perpetúan la sensación de prurito o picor intenso y provocan descamación del conducto.

Por tanto, lo que debes hacer cuando sientas el picor en los oídos es consultar con tu médico para que diagnostique cuál es la causa que te provoca esa desagradable sensación e instaure el tratamiento adecuado. Existen en el mercado numerosas sustancias que se administran en forma de gotas para instilación o de pomadas que pueden hacer desaparecer el picor, pero antes de adquirirlas debes consultar con tu médico si puedes usarlas y cuál es la más idónea para tratar tu problema.

PRESBIACUSIA

Pérdida de audición, recuperación y posible herencia genética

Mi padre cada vez oye menos. Hemos ido al médico y nos han dicho que está perdiendo audición, que sufre de presbiacusia. ¿La audición perdida se recupera? ¿Podría yo heredar esta pérdida de audición?

La presbiacusia es la pérdida gradual de la audición, que ocurre a medida que la persona envejece. Las estadísticas indican que el 30% de las personas mayores de 65 años de edad y el 50% de las personas mayores de 75 años tienen algún grado de pérdida de la audición. La presbiacusia normalmente sucede en forma gradual, por lo que algunas personas no son conscientes inmediatamente del cambio, sino que cuando lo consultan, la pérdida ya es muy notable.

En cuanto a si se puede o no recuperar el déficit auditivo, lamentablemente no se puede recuperar la audición, ya que las células del oído interno, una vez destruidas, no pueden regenerarse. Por eso hay que cuidarlas siempre y consultar con un otorrinolaringólogo cuando se padece un problema de oídos.

La presbiacusia no tiene un componente hereditario, sino degenerativo y de desgaste del sistema auditivo. Mientras que otros déficit auditivos sí pueden tener un componente genético, y por tanto hereditario, no es ése el caso.

Causa de la presbiacusia

Hay varios miembros de mi familia que, según se han hecho mayores, se han ido quedando sordos. ¿Cuáles son las causas de la presbiacusia? ¿Cómo puedo saber si a mí me está pasando lo que a otros miembros de mi familia?

Hay muchas causas que pueden ocasionar presbiacusia, pero lo más frecuente es que se deba a cambios relacionados con la edad, que afectan a distintas estructuras situadas en el oído interno, el oído medio y a lo largo de las vías nerviosas del cerebro.

Otros factores que contribuyen a la presbiacusia son los siguientes: efectos acumulativos de ruidos ambientales, pérdida de células del órgano de Corti (receptores sensoriales en el oído interno), herencia, envejecimiento, confluencia de otras enfermedades crónicas que deterioran el estado general, efectos secundarios de algunos medicamentos.

Para que estés tranquila y puedas detectar de forma precoz si padeces un problema parecido al de tus familiares, vamos a enumerarte a continuación los síntomas más comunes de la presbiacusia. Sin embargo, es preciso aclarar llegado este punto que cada individuo puede experimentarlos de una forma diferente. Entre los síntomas más frecuentes se pueden incluir los siguientes: el habla de los demás suena como entre dientes o mal articulada, no se puede percibir con claridad; los sonidos de tono alto, tales como la «s» o la «t» son difíciles de distinguir; cuesta cierto trabajo entender las conversaciones, sobre todo cuando hay mucho ruido de fondo; las voces de los hombres son más fáciles de oír que las de las mujeres, es decir, se perciben con más nitidez los sonidos graves que los agudos; algunos sonidos parecen demasiado ruidosos y molestos, cuando en realidad no lo son tanto para otras personas; se pueden sufrir zumbidos o ruidos (acúfenos) en uno o ambos oídos.

Los síntomas de la presbiacusia pueden parecerse a los de otras condiciones o problemas médicos que afectan al oído. Por tanto, nuestro consejo es que cuando tengas la más mínima duda de que estás perdiendo audición consultes a tu médico para que te haga un diagnóstico correcto y se pueda poner remedio de forma precoz.

PRÓTESIS DE OÍDO

¿Qué son las prótesis de oído?

Mi madre ha ido perdiendo audición con los años y ahora oye muy mal, casi tenemos que hablarle a gritos y aún así no consigue oír. Su médico le ha aconsejado que se ponga una prótesis auditiva. ¿Cómo son y cómo funcionan este tipo de prótesis? ¿Son realmente eficaces? ¿Dónde pueden adquirirse?

La pérdida de audición es un proceso que se produce con el paso del tiempo; se debe a la degeneración y la pérdida de elasticidad de la cadena de huesecillos que transmiten el sonido y a la degeneración de las células de los centros nobles encargados de la audición por un proceso fisiológico de envejecimiento. La pérdida auditiva parece guardar una relación directa con la exposición al ruido y varía mucho según las personas, hay unas que a los 60 años han perdido mucha audición, mientras que otras a los 90 conservan una increíble agudeza auditiva.

Las prótesis auditivas, más conocidas como audífonos, son unos aparatos eléctricos que se alojan en el conducto auditivo y tienen un efecto amplificador del sonido para facilitar la audición cuando está deteriorada. En la actualidad, existen en el mercado aparatos muy sofisticados y de pequeño tamaño que apenas son visibles, incluso hay algunos que se implantan dentro del conducto y no se aprecian desde el exterior. Son eficaces sólo en determinados tipos de sordera, por lo que tu madre deberá someterse a algunas pruebas para ver si ella puede usarlo. Por lo general, sí son útiles para la pérdida auditiva relacionada con el envejecimiento, que debe de ser el problema de tu madre.

RONQUERA

Algo eficaz para la ronquera

Mi hermana es profesora en una escuela de primaria y está siempre afónica y con la voz muy ronca. Me gustaría saber si de verdad existe algo eficaz para la ronquera y si ella puede hacer algo desde casa.

Lo primero que tiene que hacer tu hermana es consultar con un otorrinolaringólogo para someterse a una exploración completa de sus cuerdas vocales, ya que por su profesión y el mal uso de su voz puede tener un pólipo o un nódulo en las cuerdas y es preciso diagnosticarlo para poder tratarlo, no vale con intentar remedios caseros más o menos efectivos, sin saber primero qué es lo que le ocurre. El hecho de padecer una disfonía y una ronquera permanente apunta a que pueda tener un problema de ese tipo y es preciso revisar su aparato fonador.

Siendo profesora en una escuela de primaria, seguro que tiene que forzar la voz en muchas ocasiones para que sus alumnos puedan escucharla, aparte de que se pasa muchas horas al día hablando. Para poder hacer esta tarea sin que las cuerdas vocales sufran es preciso conocer perfectamente el funcionamiento correcto del órgano fonatorio para evitar dañarlo con una sobrecarga continua como la que ella realiza cada día, por lo que una vez que haya sido revisada y tratada por el especialista, sería conveniente que acudiera a un foniatra para que le enseñara a manejar su voz sin causarse daño en las cuerdas.

No vamos a darte ningún consejo casero que pudiera paliar los síntomas que ella padece, aunque los hay y podrían serle de alguna utilidad, pero en este caso creemos conveniente recomendarle que vaya a consultar a un especialista, ya que si esos remedios enmascaran y mejoran los síntomas, probablemente no lo hará pensando que no tiene nada, y quizás sea así, pero debe mirarlo para evitar males mayores.

SEQUEDAD

Sequedad en la boca a pesar de beber mucho

Llevo todo el invierno con una sensación de sequedad de boca horrible y por mucho que bebo —tengo en cuenta sus consejos del programa y tomo unos dos litros de agua al día— no consigo quitarme este problema. ¿Qué puedo hacer?

Lo que debes hacer es acudir a tu médico de familia para que te derive al especialista de garganta, nariz y oídos, o a otro que él crea conveniente según sea su sospecha clínica de a qué puede deberse esa sequedad de boca que nos refieres en tu pregunta. La sensación de sequedad que padeces en la boca puede tener muchas causas, desde una simple obstrucción de las glándulas salivares, por la que no produzcas la saliva en cantidad suficiente, hasta la presencia de factores ambientales nocivos, como puede ser el hecho de permanecer muchas horas en un lugar en el que no haya el nivel adecuado de humedad ambiental por la presencia de aparatos de aire acondicionado sin humidificador, pasando por un enorme abanico de posibilidades intermedias, como son los procesos alérgicos, algunas alteraciones hormonales, la inhalación permanente de sustancias tóxicas como el humo del tabaco o la polución ambiental, o el padecimiento de algunas enfermedades sistémicas que cursan con sequedad de boca por disminución de la producción salivar, como pueden ser la diabetes o el síndrome de Sjögren y un larguísimo etcétera.

Con esto no pretendemos asustarte, ni mucho menos, sólo queremos que hagáis las cosas bien y que os acostumbréis a que, antes de saber cómo tratar un problema hay que conocer a qué se debe este problema, ya que conociendo la causa, el tratamiento siempre será más idóneo, más directo y más adecuado.

De cualquier manera, que bebas esa cantidad de agua al día es beneficioso para tu organismo, ya que facilita el buen funcionamiento del riñón y de tu aparato digestivo y te ayuda a arrastrar y eliminar toxinas, así que sigue haciendo caso a nuestros consejos y acude a tu médico de familia para que investigue la causa de tu problema, ése es hoy el mejor consejo que podemos darte.

SINUSITIS

¿Qué es la sinusitis?

Mi hijo está desesperado porque toda su vida ha querido aprender a bucear y ahora que nos ha convencido a su padre y a mí resulta que le han hecho un reconocimiento médico y le han dicho que no puede practicar este deporte porque tiene sinusitis. ¿Qué es esto y por qué nunca ha notado nada que nos pusiera en la pista de esta enfermedad?

La sinusitis es una enfermedad que cursa con la inflamación y la ocupación, habitualmente por moco, de los senos paranasales, unas estructuras neumáticas que existen en el esqueleto del cráneo para amortiguar los cambios de presión a que nos vemos sometidos continuamente. Si no existieran estos agujeros, y el cráneo fuera una estructura cerrada totalmente, sería como una olla a presión —por poner un símil comprensible—, y ante una variación de la presión que no pudiera amortiguar podría reventar. Eso quizá suene un poco exagerado, pero es así.

Tenemos varios senos o cavidades neumáticas: los senos frontales, los senos maxilares, los senos esfenoidales y los senos etmoidales, en diferentes huesos que forman la estructura craneana.

La sinusitis es una inflamación de los senos causada por procesos alérgicos o infecciones víricas, bacterianas o por hongos.

Lo que es extraño es que tu hijo no haya notado ninguna sintomatología que le haya hecho consultar con un médico, ya que, por lo general, los síntomas que provoca una sinusitis suelen ser, cuanto menos, molestos. Los fundamentales son: dolor e inflamación, de distinta localización, según cual sea el seno afectado, así, por ejemplo, la sinusitis del seno frontal producirá dolor de cabeza localizado encima de la frente, y en la de los senos maxilares dolerán las mejillas, los dientes y la zona que hay por debajo de los ojos.

Cuando una persona tiene sinusitis, se puede ver en una radiografía de la cabeza que sus senos son opacos, que están ocupados por moco o productos de una infección, en vez de contener aire en su interior, que sería lo normal.

Lo que debe hacer tu hijo, si tanto desea aprender a bucear, es ponerse en tratamiento con un otorrinolaringólogo que le solucione el problema de la sinusitis, y luego, cumplir su deseo, ya que el buceo es un deporte hermosísimo y muy saludable si se practica con cuidado y respeto a la naturaleza.

Nariz taponada

Desde muy pequeño tengo dificultad para respirar correctamente porque se me tapona la nariz con mucha frecuencia. ¿Qué me podéis recomendar para la nariz «taponada»?, llevo una temporada que paso noches enteras sin dormir porque no puedo respirar bien.

Hay muchos factores que favorecen la sequedad y la obstrucción de las fosas nasales y pueden dar lugar a esa molesta congestión que nos refieres y que te impide dormir correctamente. Los procesos alérgicos, la sinusitis, las infecciones respiratorias de vías altas —generalmente víricas—, la rinitis perenne o estacional, la inhalación de sustancias tóxicas, el abuso del tabaco, el empleo indiscriminado de sustancias vasoconstrictoras para evitar la congestión nasal que suelen tener un efecto rebote, el consumo de drogas inhaladas, la manipulación externa de las fosas nasales, la exposición a ambientes secos con una baja humedad ambiental, las malformaciones o desviaciones del tabique nasal, las calefacciones, los aparatos de aire acondicionado, etc.

En general, podemos darte una serie de consejos que pueden ayudarte, pero es necesario también que consultes con tu médico la causa de esa obstrucción tan frecuente para ponerle el tratamiento adecuado.

Es importante que permanezcas en espacios con una humedad ambiental adecuada, para ello puede ayudarte el uso de un humidificador, lava tus fosas nasales varias veces al día con suero fisiológico para arrastrar la mucosidad, evita el tabaco y otros agentes irritantes, lleva una dieta rica en vitaminas A, C y E y antioxidantes para proteger tus mucosas, haz inhalaciones con agua y productos balsámicos, como el mentol o el eucalipto, bebe una cantidad de líquido adecuada, alrededor de dos litros diarios, evita los ambientes secos y cerrados, los aparatos de aire acondicionado y las calefacciones muy fuertes y no abuses de los inhaladores descongestionantes, que a la larga te provocarán más obstrucción.

TAPONES

Tapones cuando estamos en el agua

He comenzado a ir a clases de natación y me da un poco de miedo meter la cabeza en el agua por si se me mete en los oídos y me produce alguna infección. ¿Sería bueno que utilizase tapones?

No sólo sería bueno, sino que es necesario que lo hagas si vas a practicar este deporte de forma habitual. Tú mismo nos expones la causa en tu pregunta, en el agua de las piscinas, e incluso en el mar, se encuentra una gran cantidad de gérmenes que pueden introducirse con el agua en tus conductos auditivos. El uso de tapones de cera o mejor de silicona, que se adaptan mejor al conducto auditivo y producen un sellado más efectivo, te protegerá de la entrada de agua y de la introducción de gérmenes, así que no dudes en ponértelos siempre que vayas a nadar.

La medicina preventiva es la mejor que se puede realizar porque, antes de tener que curar, es capaz de prevenir la enfermedad.

Uso de tapones de forma habitual

Les parecerá una tontería pero vivo cerca de un aeropuerto y no puedo soportar los ruidos. ¿Es perjudicial utilizar tapones de forma habitual?

Tanto como perjudicial no, digamos que no es lo más recomendable usar mecanismos de barrera de forma continua en los oídos, porque al colocarte los tapones para evitar los ruidos en el conducto auditivo externo impides la correcta y necesaria oxigenación de estos conductos.

Sin embargo, tampoco es aconsejable estar sometido a una cantidad excesiva de ruido ambiental, porque está demostrado que es uno de los factores de riesgo de sordera o de disminución de agudeza auditiva con el paso de los años si se mantiene en el tiempo el estímulo nocivo.

Si es preciso elegir entre una y otra cosa, es mejor que utilices los tapones protectores, pero lo ideal sería que cambiaras tu lugar de residencia a un sitio menos ruidoso, y por tanto menos dañino para tu sistema auditivo; en cuanto te fuera posible, plantéatelo.

TOS

Cómo actuar ante un ataque de tos

A veces me dan ataques de tos fortísimos y parece como si se me fuesen a salir los pulmones. ¿Cómo debemos actuar ante un ataque de tos?

Cuando la tos cursa en accesos intensos suele deberse a procesos alérgicos, a un abuso del consumo de tabaco, a la inhalación de sustancias irritantes o a la sequedad de la vía respiratoria.

Cuando sobreviene uno de estos ataques tusivos lo ideal es beber agua, disolver en la boca algún caramelo balsámico o alguna tableta con propiedades suavizantes que puedes adquirir en la farmacia. Haz lo posible por evitar los probables desencadenantes, por ejemplo, si eres fumador piensa en abandonar el tabaco, o si padeces sequedad en tu árbol respiratorio procura aumentar la ingesta de líquidos. Haciendo esto puedes conseguir paliar en parte tu problema, pero nuestro consejo es que te sometas a una revisión médica para saber a qué se deben esos ataques de tos y cuál es la causa que los desencadena, sólo así conseguirás hacerlos desaparecer definitivamente.

Tratamiento para la tos

Llevo cosa de un mes que por mucho jarabe que me tomo y pastillas para suavizar la garganta tengo tos y carraspera. ¿Qué es lo mejor para tratar la tos? ¿Existe algún remedio casero que me sirva?

Si llevas un mes con tos, lo mejor que puedes hacer es acudir a tu médico de familia para que estudie a qué se debe este nuevo síntoma, ya que la tos en sí no es una enfermedad, sino un síntoma.

También es posible que esa tos sea la secuela de una infección respiratoria que hayas padecido hace ese tiempo, y que una vez tratada la infección, ésta desaparece, pero la tos persiste durante un tiempo variable según la persona y el tipo de infección. Si es éste tu caso, es importante que comprendas que cuando se ha padecido una infección en el árbol respiratorio se acumula una gran cantidad de mucosidad y de secreciones que es necesario eliminar, y la tos se comporta como un mecanismo de defensa para conseguir limpiar la vía aérea. Para ayudarte a expulsar con facilidad las secreciones y que la tos desaparezca es preciso que bebas una cantidad importante de líquidos para fluidificar el moco y que sea más sencillo expulsarlo. Un jarabe mucolítico y fluidificante puede ayudarte también a esa limpieza de la vía respiratoria. En cualquier caso, consulta con tu médico para que pueda, al menos, auscultarte y descartar que la tos se deba a una reinfección o a algún otro proceso patológico de tu aparato respiratorio que haya que tratar con otros medicamentos específicos.

VEGETACIONES

¿Qué son las vegetaciones?

El otro día mi madre me dijo que de pequeña me operaron de vegetaciones y que además en aquella época, hace ya treinta y tantos años, era muy frecuente. Yo no me acuerdo de nada porque era muy niña. ¿Qué son las vegetaciones y por qué se hace más referencia a ellas en los niños que en los adultos?

Las vegetaciones, también llamadas adenoides, son unas estructuras de defensa, pertenecientes al sistema defensivo del organismo, que se encuentran en la parte nasal de la faringe para proteger de infecciones respiratorias. El problema aparece cuando tienen que actuar y se hipertrofian, es decir, aumentan de tamaño y pueden llegar a provocar obstrucciones de la vía respiratoria por su localización.

Hace algunos años, en la época a la que tú te refieres, era muy frecuente su extirpación en cuanto daban el más mínimo problema, incluso a veces sin darlo; al mismo tiempo que se extirpaban las amígdalas se quitaban también las vegetaciones, privando al paciente, generalmente niños, de dos de las armas más potentes de su sistema defensivo para combatir infecciones que afectan a la vía respiratoria y que tienen su puerta de entrada por la boca o por la nariz.

Por suerte, en la actualidad se han reparado los errores del pasado y estos órganos linfoides defensivos no se extirpan más que en casos muy concretos. En este momento, lo que es excepcional es ver un niño al que se le han extirpado estas glándulas, mientras que en tu época, hace 20 o 30 años, lo que era excepcional era encontrar a un niño que las conservara.

La función de las amígdalas y las vegetaciones es la producción de linfocitos, células intermediarias activas y necesarias para la respuesta inmune o defensiva del organismo.

En cuanto a que se hace mayor referencia a estas estructuras en los niños que en los adultos es porque después del crecimiento suelen atrofiarse —en aquellos pacientes que han logrado conservarlas hasta la edad adulta, sin haber pasado por el quirófano—, ya que su función no es tan activa.

Este libro se terminó de imprimir
en los talleres gráficos de Unigraf, S. L.
(Móstoles, Madrid) el mes de octubre de 2003